BIODINAMICA DELL'OSTEOPATIA

Fase Due

Seconda edizione

James Jealous, D.O.

Per ulteriori informazioni sul Dr. Jealous, si prega di consultare:
https://BiodynamicsOfOsteopathy.com

ISBN: 979-8-2561-9045-3

Questa è la traduzione del libro originale in inglese. Nonostante siano stati compiuti tutti gli sforzi ragionevoli per fornire una traduzione accurata, non è garantita. I lettori potrebbero dover fare riferimento al libro originale in inglese per qualsiasi informazione critica.

Prima edizione 2025
Seconda edizione 2026

James Jealous, D.O. (1943–2021) ha esercitato la professione di medico osteopata, insegnante e autore per molti anni. Ha dedicato la sua vita alla fondazione e allo sviluppo della metodologia specifica della **Biodinamica dell'Osteopatia**, seguendo gli insegnamenti del Dr. A. T. Still e del Dr. W. G. Sutherland.

Questo è uno dei volumi della serie "Biodinamica dell'osteopatia". Questi manuali sono nati organicamente da una serie di dispense scritte dal dottor Jealous e fornite agli studenti durante i corsi da lui tenuti e da quelli dei suoi insegnanti. Dopo molti anni, ha raccolto le dispense e creato dei manuali di corso individuali, ampliandoli e riscriverli più volte. Dopo ulteriori anni, si sono evoluti ulteriormente fino a diventare dei libri.

INDICE

L'OSTEOPATIA È UN SERVIZIO

Usiamo le nostre mani...

Per trattare il paziente nella sua interezza.
Per ascoltare i movimenti interiori della vita.
Per trattare tutti i livelli di malattia.
Per assistere nella costruzione della riserva funzionale del paziente.
Per supportare l'omeostasi e la troficità, bilanciando l'attività del sistema nervoso autonomo.
Per esplorare "leggi non formulate da mani umane" (Dott. Still e Dott. Sutherland).
Per cooperare e comunicare con le Leggi della Natura (Dott. Wales).
"Per trovare la salute" (Dott. Still).
Per arrivare al piano di trattamento.
Per arrivare alla diagnosi.
Per aiutare a stabilire un punto di riposo o neutro attorno al quale l'intero possa trovare equilibrio.
Per trovare la causa.

Crediamo...

Abbiamo una capacità innata di guarire.
Il paziente funziona come un tutto.
Il sistema nervoso autonomo gioca un ruolo fondamentale nella malattia e nella guarigione. Struttura e funzione sono una forma di attività.
Il Divino è presente.
La vita va oltre la morte.
C'è un movimento costante verso la normalità.
Siamo qui per servire l'umanità.

La **Normalità** è ...

"Un senso di pace e armonia" (Dott. Sutherland).

Facilità di movimento senza tensione.

Capacità di neutralità.

Senso di totalità nella vita.

Capacità di adattamento e cambiamento senza compensazione.

"L'abilità è proporzionale alla propria comprensione della normalità." (Dr. Still)

BIODINAMICA, FASE DUE

1. Cosa definisce una lesione?
2. Nomina due metodi per creare tensione membranosa bilanciata.
3. Descrivi due eventi che di solito cambiano mentre si attende il neutro di un paziente.
4. Descrivi il "tono" normale del cervelletto.
5. Descrivi l'attività sull'asse trasversale del cervelletto durante inspirazione.
6. Discuti la posizione del cervelletto alla nascita in relazione ai lobi occipitali e quali cambiamenti ti aspetti nei prossimi vent'anni.
7. Quali forze bisogna apprezzare per "controllare" con successo un CV4?
8. Riesci a percepire il movimento ventricolare in modo costante? Descrivi eventuali difficoltà.
9. Se hai percepito una soglia di crisi, descrivi la sensazione che ne deriva.
10. Dove si trova il fulcro per il movimento involontario del nervo sciatico?
11. Qual è la relazione reale o teorica tra il movimento del sistema nervoso centrale e la funzione neurotrofica?
12. Descrivi specificamente l'aumento all'interno della respirazione

primaria.

13. Puoi percepire il “disimpegno suturale” prima che le ossa si muovano?
14. Hai letto “Il giro del Minnow”?
15. Discuti l'osservatore dalla tua esperienza.
16. Stai valutando consapevolmente la sincronizzazione? Puoi fornire un esempio, per favore.
17. Quali informazioni sono più utili per valutare il trattamento delle lesioni intraosse nei bambini?

PRESTO!

Tutti i miei mentori che sono stati con il Dr. Sutherland dal 1935 al 1954 amavano ricordare la storia di Will riguardo alla bilancia.

Il Dr. Sutherland stava visitando alcuni dei suoi amici a Cape Cod, vicino a dove viveva Anne Wales. Sono entrati in un negozio di campagna. Appeso al soffitto c'era una replica di una vecchia bilancia usata per pesare i prodotti secchi. Will l'ha notata e ha iniziato una lezione proprio lì.

Ha indicato il punto di sospensione per la funzione, il fulcro attorno al quale si è fermata, il punto in cui si trova la potenza della funzione. La potenza è la capacità di riposo.

Come ha detto: "Pensa a quanto poco tocco ci vuole per spostare la bilancia," un vento è passato attraverso la porta aperta. Le bilance hanno svolazzato e sono tornate di nuovo ferme. Era deliziato!

Questa è una storia di molte porte verso la comprensione delle abilità utilizzate per comunicare con la Respirazione Primaria. Questa è la Tensione Fluida Bilanciata. Questo è ciò che si prova quando il fluido è neutro e si sposta verso un nuovo punto di equilibrio. È un fulcro che si sposta automaticamente in sospensione e consente alla lesione di tornare in equilibrio. Quando si sposta, arriva a un punto fermo di riposo e riserva.

Cerca di immaginare questa storia e vedere quanti principi di trattamento ci sono tra le righe. Quanto tempo ci vuole per lo spostamento? ... Presto! E poi un ritorno della

funzione all'equilibrio, che richiede più tempo.

Il Punto di Bilanciamento viene stabilito durante il Periodo Embriologico della tua vita.***

Ho avuto entrambi gli occhi aperti tutto il tempo.
Per trovare un difetto nel lavoro della natura,
il suo piano, il suo obiettivo, le sue specifiche,
La sua costruzione e la sua ingegneria;
finora non sono riuscito a trovare
una variazione dalla perfezione.

A. T. Still

REVISIONE DELLA FASE UNO

La Fase Uno è stata una transizione verso i principi Biodinamici.

Abbiamo studiato:

Il filo della Salute nel campo delle lesioni

Il Movimento Tissutale Presente nella lesione, con cui si può omettere il processo di Test del Movimento

La Direzione di Facilità.

Neutro come Prerequisito per il Trattamento.

Neutro come punto di Riposo intrinseco—cioè il punto d'ingresso delle forze terapeutiche in un campo di lesione.

L'incredibile conoscenza che WGS ha dimostrato quando ha notato che la lamina terminalis è il fulcro del movimento del sistema nervoso centrale.

La valutazione dei movimenti del SNC.

Le suture come porte che si aprono e permettono alle ossa di respirare (trasmutare) nello spazio creato per loro dall'apertura

L'unità del movimento ... dal centro alla periferia e dalla periferia al centro contemporaneamente

Il campo di lesione e il movimento presente nel fluido, sincronizzandosi con il modello di inalazione del Movimento Presente nel Fluido; lo chiamiamo Tensione Fluida Bilanciata, o BFT

Zona A, Zona B e Zona C

PANORAMICA DELLA FASE DUE

La Fase Due riguarda il comportamento del Corpo fluido a 2–3 cpm.

Esistono altri ritmi e dinamiche. Studieremo queste attività durante altre Fasi.

Il fluido non è fluido come l'acqua; è protoplasmatico.

Il protoplasma può essere considerato la prima sostanza plasmabile in grado di accogliere un'immagine. Il protoplasma è una sostanza magica, poiché può diventare qualsiasi forma o funzione.

Il Corpo fluido, o Zona B, è il nostro nome per l'Integrità delle funzioni fluide.

Il Corpo fluido funziona come una singola goccia ... (WGS).

Il Corpo fluido esprime crescita, sviluppo, rigenerazione e guarigione dalla Potenza o Forza della Marea. È presente in noi per tutta la vita.

I fluidi corporei sono parti dell'intero Corpo fluido protoplasmatico.

L'Intelligenza che guida il Corpo fluido non è il sistema nervoso centrale. Questa Intelligenza crea il sistema nervoso centrale. Il Corpo fluido può lesionarsi. Diventando "bloccato," perde la sua capacità di Neutro e di auto- correzione.

Quando si blocca, sembra come tessuto o osso.

Sutherland ha trovato metodi per correggere le disfunzioni del

Corpo fluido ripristinando la sua capacità di Neutro. Ha chiamato il primo CV4. Il metodo è chiamato rianimazione.

Ci sono pause, Punti di quiete e Neutri nell'attività del Corpo fluido.

Una volta ristabilito il Neutro, il Corpo fluido si auto-correggerà; questo è chiamato cambio automatico.

MEDITAZIONE

La meditazione è praticare la verità.

La parola "soma" è molto antica. Viene dal sanscrito. A mio avviso significa la forma perfetta. La Zona A non è il Soma. La Zona A è l'irrisolto, ciò che non può entrare in "Neutro all'interno del Tutto."

Il Soma è la Salute. Si dice che le sue radici siano nel Fiume della Vita.

Possiamo praticare il percepire la Salute in noi stessi dividendo la nostra attenzione.

***

Ogni volta che desideri percepire la forma perfetta della Salute, è bene tenere a mente che non è così concreta come vedi nei libri di anatomia. È molto più fluida e trasparente. Lascia che ti dimostri la sua verità piuttosto che immaginare "qualcosa."

Quando percepisci la Salute, non cambiare la tua postura. Sii semplicemente ordinario e percepisci la forma perfetta. Dividi la tua concentrazione tra la Zona A e la Salute.

La Salute non sarà sulla stessa linea mediana della tua Zona A; potrebbe sembrare spostata. Non è spostata; è la Zona A che lo è.

***

Un minuto è un lungo tempo se la concentrazione è in equilibrio. Trascorri del tempo con la Salute e la tua percezione della densità nella Zona

A cambierà. Sarai sorpreso di quanto cambi con così poco sforzo.

***

La Salute ha un cuore. Una Mente superiore risiede lì. Non siamo una casa vuota e non possediamo la proprietà. Siamo un ospite accolto con gioia.

Protoplasma:

"La Prima Sostanza Modellabile Che Può Tenere un'Immagine"

IL CORPO FLUIDO

Il Corpo fluido è la Zona B. È separato dalla Salute perché quando l'intero paziente ha subito una lesione, le Zone A e B si sono formate come compensazione.

Il Corpo fluido non è acqua, è protoplasma. Studiando il protoplasma, sarai stupito dalla sua Intelligenza e da quanto poco ne sappiamo.

C'è un video molto interessante disponibile su YouTube chiamato *Seifriz on Protoplasm – Full Film*. È stato realizzato nel 1954 da William Seifriz, professore di botanica all'Università della Pennsylvania.

Il Dr. Sutherland è accreditato con la scoperta del Corpo fluido, anche se non ha mai usato il termine lui stesso. Ha detto: "I fluidi possono lesionare." Questa frase ha cambiato la storia di come pensiamo al trattamento e alla diagnosi.

Inizieremo i nostri studi percependo il Corpo fluido al lavoro. Questo ci aiuterà a cooperare e comunicare con esso. Il sistema nervoso centrale non lo controlla. Il Corpo fluido crea il sistema nervoso centrale.

Questo fatto ci fa capire che il Corpo fluido ha un'Intelligenza superiore a quella del cervello. Questa è una dura realtà nel mondo di oggi, poiché il cervello è arrivato a essere considerato come Dio. Vi assicuro che non lo è.

L'embriologia ha convalidato gran parte di ciò che i dottori Still e Sutherland hanno osservato e con cui hanno interagito durante il trattamento. Credo sia meglio passare all'interfaccia effettiva con il Corpo fluido nelle sessioni pratiche e discutere la teoria man mano che maturiamo nelle nostre competenze.

***

Di seguito sono riportati alcuni riferimenti da parte di autorità che necessitano di una digestione lenta e concentrata.

Il Dr. Sutherland ha fatto centinaia di commenti sul fluido. Una revisione di tutti i suoi scritti è un grande compito, ma ti servirà bene. Aveva una mente incredibilmente curiosa. Una citazione che sarà utile nella Fase Due è: "Al punto di equilibrio dei fluidi hai una potenza infallibile." Ci sono tre elementi da esplorare qui.

1. Il punto di equilibrio nel fluido. Questo è come il punto di equilibrio del tessuto, solo più fluido.

2. Infallibile.

3. Potenza. La potenza nel nostro lavoro si riferisce al potere di trasmutare le lesioni irrisolte nel paziente. Questo potere sostituisce la forza e la volontà del clinico durante il trattamento.

La Dr.ssa Wales ha scritto sulla gestione dei fluidi nel 1953 *OCA Journal.* Afferma: "Sincronizzatevi con il movimento dei fluidi o li disturberete." Questo è vitale. La sincronizzazione, come applicata qui, significa percepire, ascoltare il movimento del respiro dei fluidi. All'interno di questo evento afferente, i fluidi sono liberi di lavorare e dimostrare la loro verità. Se uno afferra semplicemente la testa e non ascolta, i fluidi diventano disturbati e il ritmo del respiro aumenta. I fluidi quindi non possono essere visti chiaramente a causa della turbolenza. Come ascoltiamo è la chiave. Essere afferenti e non efferenti con la nostra propriocezione è una grande lezione di vita, oltre che il condizionatore degli esiti clinici. Dobbiamo studiare come funziona la nostra mente per vedere cosa implica il suo insegnamento. Il Dr. Magoun, nella sua seconda edizione di *Osteopatia nel Campo Craniale,* menziona che "i fluidi hanno forze di auto-conservazione." Questo è molto simile a ciò a cui il Dr. Wales stava puntando. Il Corpo fluido osserva la nostra relazione con esso, ma l'osservatore non è nel sistema nervoso centrale. Questo solleva alcune domande sull'Intelligenza del Corpo fluido e la sua causa.

Il Dr. Blechschmidt, noto embriologo, nel suo libro *Biocinetica e Biodinamica della Differenziazione Umana,* afferma che i campi fluidi sono decisivi, biocinetici (Sutherland chiamava questo cambio automatico), biodinamici (una misteriosa causa esterna non inquadrata dalla genetica), e infallibili nel loro perfetto tempismo e nelle loro formazioni. Le sue descrizioni si adattano ai commenti di Sutherland.

Il Dr. DeHaan, un altro noto embriologo, descrive i campi fluidi come dotati di "potere infallibile."

Il Dr. Becker descrive i fluidi come dotati di "bellezza dinamica." Credo che il suo linguaggio elevi il carattere del Corpo fluido a un livello superiore rispetto alla funzione del sistema nervoso centrale, come veicolo per la guarigione.

Il Dr. Schooley, nel suo articolo sui fulcri pubblicato nel 1953 nel *OCA Journal,* disse del fluido che "entra nello spazio del mondo fluido con rispetto per la sua Intelligenza Suprema."

Nessuno di questi uomini stava promuovendo qualcosa, ma stavano semplicemente riflettendo su ciò che la loro scienza aveva rivelato... Le somiglianze ci invitano a esplorare, come faremo nella Fase Due.

OSSERVAZIONE DELLE FORZE FLUIDE AUTOCORRETTIVE

Pratico

Tieni il polso in piena flessione; portalo a una barriera che è dolorosa.

Questo sforza i tessuti e il Corpo fluido.

Aspetta.

Rilascia il polso e lascialo riposare in una posizione Neutra.

Fai tenere il polso a un partner e ascolta cosa sta accadendo.

Quali forze stanno lavorando per correggere lo sforzo?

Riequilibra il paziente.

RIEQUILIBRIO

Pratico

Lascia che la ciotola cranica si appoggi delicatamente nelle tue mani. Sii afferente e ascolta. La ciotola cranica si appoggia nelle tue mani, le mani stanno ascoltando, l'attenzione è passiva: non guardare nel paziente, ma ricevere la propriocezione ... poi le immagini si formano nella tua mente.

Ora nota la Zona A e la Zona B, dividendo la tua attenzione equamente tra di esse.

La Zona A è dentro la Zona B, o la Zona B è dentro la Zona A?

Percepisci la Zona B senza alcun senso della Zona A ... una goccia di fluido.

La ciotola è trasparente alla Marea. Riesci a vedere qualcosa che passa attraverso la ciotola e fuori? La ciotola d'acqua respira dolcemente con un solo movimento, o è disturbata? Se senti che il fluido potrebbe essere più a suo agio, allora vai alla Quiete nel fluido e aspetta. L'equilibrio è un punto in cui i fluidi respirano attorno a un singolo fulcro come una goccia.

L'equilibrio dovrebbe riconciliarsi abbastanza facilmente. In alcuni casi, riequilibrare è un trattamento completo, specialmente nei bambini.

I LETTI D'ACQUA SACRALI

Il linguaggio qui non è poetico. Il sacro è sospeso in due fiumi di vita che lo pervadono: Toracico e Respirazione primaria.

Raramente vediamo questo, per due ragioni. Ci vuole un sistema davvero sano per esprimerlo, e non abbiamo un'immagine abbastanza vivida del normale. Proiettiamo la struttura sulla funzione.

Il sacro proviene dal fluido (protoplasma e mesenchima) e non inizia ad avere cellule ossee fino a un anno dopo la nascita. È un mare di fluido che ha bellissimi movimenti di marea sia dalla Respirazione Toracica che dalla Respirazione primaria. Quando si lesiona, il fluido si blocca e si forma una Zona A. Questo fa sì che il sacro sembri duro e immobile.

Oggi stiamo allenando le nostre menti a vedere la dinamica dei fluidi e a trattare le lesioni senza coinvolgere la facilità o la barriera del tessuto, solo i campi fluidi. Questo dimostrerà, si spera, il potere di guarigione del Corpo fluido e ci aiuterà a vedere che la struttura da sola non esiste nel corpo.

Per prima cosa, guardiamo ai Campi fluidi che possiamo osservare facilmente.

FLUID

Immagina il fluido nei seguenti spazi:

La Zona B sacrale ... dove inizia, e da dove guarisce
I segmenti sacrale e coccigeo
La linea mediana di funzione per il sacro
Lo spazio del disco L5/S1 "fluido"
Le faccette piene di fluido sinoviale, L5/S1
Le articolazioni sacroiliache
L'articolazione sacrococcigea

VALUTAZIONE E TRATTAMENTO DELLE DINAMICHE FLUIDE SACRALI

Il sacro normale ha due tipi fondamentali di movimento involontario: l'azione che esprime la respirazione toracica e l'azione che esprime la respirazione primaria. Per prima cosa valuteremo questi movimenti involontari, così come il modello strutturale.

Valutazione:

Biomeccanico ... Allineamento strutturale. Palpazione attiva.

Funzionale ... Movimento involontario in risposta alla respirazione toracica.

Ascolto passivo.

Biodinamico ... Movimento involontario in risposta alla respirazione primaria. Ascolto afferente.

Qualsiasi movimento involontario presente è chiamato Movimento Presente (vedi Fase Uno).

Ora dovresti avere tre immagini delle dinamiche sacrali. Ricordale, poiché sono importanti per il follow-up.

IL TRATTAMENTO DELLA FUNZIONE SACRALE UTILIZZANDO I FLUIDI

Dopo la tua valutazione, inizia il trattamento come segue: Sincronizzati con il respiro della respirazione primaria.

Quando la tua mente è calma, nota i punti dei letti d'acqua sacrali come descritto. Qualcuno dei fluidi, in uno dei compartimenti, è aperto e in movimento?

Trova lo spazio che è più "aperto". Entra in quello spazio e trova il Movimento Presente nel fluido e sincronizzati con la sua attività di inalazione.

Una volta iniziato il trattamento, osserva tutte le sacche di fluido ... Risponderanno tutte a ciò che tu stai facendo. Una delle altre sacche si aprirà, quindi ti muoverai con il cambiamento verso la nuova zona ... Questo si ripeterà finché l'intero campo fluido non si riorganizza.

Le sacche di fluido si fondono mentre i confini anatomici svaniscono, finché non rimane un unico campo fluido. Sembra una piscina d'acqua. La piscina diventa più grande dello spazio dell'anatomia sacrale. Questa piscina è una Zona B locale che è diventata Neutra.

Ora, aspetta.

Una forza terapeutica entrerà nella piscina Neutra del fluido locale, e l'intera Zona B nell'intero paziente entrerà nel trattamento e si fermerà.

Ora, il movimento ritorna al campo di lesione ... Rialuta.

Riequilibra se necessario.

Tutte le tasche sono in realtà un unico Corpo fluido che lavora per correggere se stesso ... questo diventerà più chiaro man mano che la tua percezione si ricostruisce.

FALSI FULCRUM

Questo commento riguarda i principi di percezione dei fulcri all'interno del fluido. Come sappiamo, il liquido cerebrospinale ha molte caratteristiche, tra cui una risposta di fluttuazione lungo un asse longitudinale, una risposta di fluttuazione lungo un asse trasversale, molteplici movimenti a spirale e una "spinta fluida" che appare durante il processo terapeutico. Possiamo anche seguire il modello di "salute" all'interno del fluido per aiutarci a localizzare un neutro sincronistico con la Marea stessa. La maggior parte di questi concetti è familiare e ho solo un commento da fare in questo momento.

Non è raro che i praticanti comprimano leggermente il fluido senza esserne consapevoli. Facendo così, si può erroneamente seguire il fulcro della reazione del fluido alla compressione. Questa deviazione può richiedere molto tempo, essere improduttiva e andare "in piano" al punto finale, lasciando l'osservatore incerto su ciò che sta accadendo esattamente all'interno del meccanismo. Ciò che accade in queste circostanze è che si stanno seguendo le forze proprie della bile all'interno del fluido, le forze che sono state inconsapevolmente introdotte nel fluido dal praticante. Queste interpretazioni errate si verificano perché si sta creando una dinamica all'interno del fluido piuttosto che seguire il processo di guarigione in corso.

Un semplice principio di trattamento può "curare" questa tendenza, che tutti noi abbiamo sperimentato in un momento o nell'altro. Il metodo che ho trovato efficace è che l'osservatore posizioni le mani sul corpo e semplicemente permetta alla Marea di passare attraverso le mani, permettendo alle mani di agire come una membrana permeabile. Si è in contatto con il fluido, e c'è una consapevolezza delle forze di marea che si muovono attraverso il fluido e attraverso le mani. Non giù per le mani, non nelle mani, ma effettivamente passando attraverso le mani come i raggi X. Si percepisce la Marea e il fluido simultaneamente. Dividendo l'attenzione tra la Marea e il fluido, si può chiaramente percepire qualsiasi forza introdotta nel fluido. Questo, naturalmente, evita di creare i falsi fulcri, che potremmo facilmente seguire in quello che sembra essere un processo terapeutico, il cui risultato finale non è un processo terapeutico ma smarrimento. Distinguere questi processi può portare la percezione di una persona verso altri eventi.

INFLUENZE IATROGENE SULLA GUARIGIONE DEL PAZIENTE

Innanzitutto, bisogna dire che siamo tutti umani e che il trattamento perfetto è un ideale che potrebbe non essere mai realizzato. Si spera e ci si comporta come se ci fosse un miracolo "dietro ogni svolta della Marea," e c'è.

L'auto-ridicolo è distruttivo e una funzione dell'ego, mascherato da umiltà, che di per sé è neutro e non auto-degradante. Siamo tutti principianti ... credimi. Questa discussione è per aiutarci a osservare la nostra influenza sulle espressioni naturali e Divine della Vita.

Quando Anne Wales aveva più di cento anni e ancora trattava ... riequilibrava sempre il paziente perché, come diceva, "Non si può dare il trattamento perfetto." Riequilibrare, come sapete, è un atto per assicurarsi che le proprie impronte non siano lasciate sul paesaggio interiore dell'organismo vivente.

Stiamo imparando a cooperare con le forze terapeutiche interiori che hanno milioni di anni e sono organizzate da un'Intelligenza Suprema che adatterà la nostra percezione a ciò che possiamo comprendere nel momento. La Marea ci dà la percezione per impegnarci nell'interfaccia medico/paziente.

È imprudente dimenticare questo e aggiungere forza o intenzione dal proprio motivo.

Durante qualsiasi momento con il paziente, e specialmente durante il "hands-on," è consigliabile fare quanto segue:

1. Osservare l'intero paziente e non solo la parte evidenziata nella propria consapevolezza.

2. Osservare il sistema nervoso autonomo per eventuali disturbi.

3. Ascolta la tua coscienza, che è una consapevolezza interiore, intrinseca al movimento del Fiume della Vita e al momento presente.

C'è una meravigliosa storia in *Winnie the Pooh* in cui Pooh e Piglet vanno a caccia e quasi catturano un Woozle ... Dopo una notte nevosa, Piglet esce dalla sua residenza sull'albero di faggio e trova Pooh Bear che cammina in cerchio intorno all'albero. Piglet è curioso e chiede a Pooh cosa sta facendo... Pooh dice che sta seguendo qualcosa che non può vedere ma vuole raggiungere qualunque cosa stia facendo le tracce ... Pooh mostra a Piglet le tracce. Piglet pensa che debba essere un Woozle quello che Pooh sta seguendo.

Piglet si unisce a Pooh, e dopo che girano intorno all'albero, Pooh dice, "Ora ce ne sono due ... qualunque cosa stiamo seguendo è stata raggiunta da un'altra." La storia continua fino a quando ci sono dodici serie di tracce. Christopher Robin arriva e Pooh vede cosa stava facendo... seguendo le sue stesse impronte.

È molto possibile seguire le nostre stesse impronte e credere di stare osservando un trattamento.

Per esempio:

Se uno è efferente e palpa i tessuti senza apprezzare direttamente la fisiologia, allora questa orientazione fa fluttuare il fluido nel tentativo di ridurre la compressione. L'operatore pensa che le onde del fluido siano un trattamento e le segue, causando un aumento, e poi sembra davvero un trattamento quando in realtà è un'impronta causata dall'operatore... l'energia nervosa simpatica cresce e o passa inosservata o si presume che provenga dall'ansia del paziente. Questo può essere facilmente dimostrato.

Per prevenire tali incidenti, insegniamo studi percettivi e valutiamo la relatività durante i corsi. L'istituzione dell'ascolto "afferente con le mani" è essenziale. Più tardi si diventa un osservatore neutro, permettendo alla Marea più "spazio" per essere creativa. Alla fine, l'attenzione è un effetto della Marea, e il trattamento è generalmente piuttosto breve poiché l'asincronia è minimizzata. Si controlla sempre se il riequilibrio è appropriato. Possiamo insultare il soma o il fluido o il "fluido nel fluido"... questi ultimi due non sono qualcosa a cui pensiamo spesso molto profondamente perché pensiamo che siano campi biologici inconsci. Non lo sono.

Stanno osservando l'ambiente immediato.

Sutherland ha dimostrato che il fluido può causare lesioni e bloccare il soma (ossa). Senza terminazioni nervose, come ci percepiscono i "fluidi"? Che tipo di cervello hanno? Il fluido è più intelligente del cervello? Riflettiamo su che tipo di osservatore sia il fluido, che percepisce precognitivamente la nostra attività mentale e cerca di proteggere l'organismo dalle nostre azioni invasive inconsce.

CHE TIPO DI ATTIVITÀ LESIONALE NOTIAMO IN MOMENTI DIVERSI NEL FLUIDO?

1. Statico ... il fluido si blocca e non respira, fluttua o si trasmuta.

2. Fluttuazioni aberranti ... il fluido si distacca dall'influenza della linea mediana e dimostra rapide fluttuazioni laterali che non si relazionano alla linea mediana. Questo è un tipo di irrigidimento per prevenire il "collasso del fluido" e la flaccidità.

3. Cambiamenti di ritmo ... il ritmo della Respirazione primaria cambia con lo stress a cui è sottoposto. Ricorda che il modello di Magoun promuoveva un ritmo di 8–14 cicli al minuto, che ora crediamo sia un effetto della palpazione ad azione diretta, che sfida la salute del Corpo fluido.

4. Ipersensibilità ... alcuni pazienti sono sensibili alla palpazione che è efferente, il che causa la rottura del fluido in pezzi e provoca anche disagio autonomico. È nostro compito, non del paziente, essere in grado di evitare questa aggravazione.

5. Diversivi ... l'attenzione psicologica del paziente può intenzionalmente creare una direzione nei fluidi che l'operatore può interpretare erroneamente come un'onda terapeutica. Questa forma di astuzia è una nevrosi che deve

essere compresa e non sfidata. Nel trattamento, si aggira o si passa sotto questo schema. Lo svolgimento nel soma è una forma di questo disturbo che è stata promossa da alcune scuole. La mia opinione è che lo svolgimento rafforzi la nevrosi a un livello più profondo, mentre dà al paziente un senso di "fare."

6. Tempeste autonomiche ... ci sono molte cause di sovraccarico autonomico, dallo stress post-traumatico agli effetti collaterali dei

7. farmaci ... bisogna sentire la vibrazione ad alta frequenza e cercare la causa.

8. Trauma fisico ... essere sballottati da un incidente crea false linee mediane, e il Corpo fluido si sposta su un nuovo asse e malfunziona.

9. Tossicità chimica/stasi ... Tutti i farmaci sono potenzialmente tossici. Ecco perché gli effetti collaterali fanno parte dell'azione fisiologica dei farmaci. Le risposte individuali variano, e il Corpo fluido può aiutare il medico a decidere cosa sta facendo il farmaco alla fisiologia complessiva del paziente. Qualsiasi rimedio può bloccare il fluido, comprese le preparazioni naturali o omeopatiche. Le radiazioni sono un'altra fonte di lesioni che deve essere affrontata.

10. Malattia ... la maggior parte delle malattie colpisce il Corpo fluido. Il diabete, ad esempio, causa lentezza nel fluido a causa dell'alta osmolarità. Alla fine, se si tengono buoni appunti, si scoprirà che il Corpo fluido può essere considerato parte del panorama diagnostico nel paziente, con notevole precisione.

a. Iatrogeno ... i clinici sono per lo più inconsapevoli di trasmettere input negativi al paziente, eppure è raro che ciò non accada. Il ritmo della Marea è l'unico punto di riferimento puro per le nostre azioni. Questa verità è graziosa e misericordiosa, quindi non si dovrebbe temere la propria umanità ma piuttosto tentare la neutralità nei propri limiti, e le pause appianeranno il resto. Le lesioni iatrogene sorgono comunemente dai seguenti:

b. Brevità concettuale ... arrivare troppo rapidamente a una conclusione o azione. Andare in profondità ... si può perdere l'interfaccia della Marea con il paziente. Ci piace andare in profondità, poiché pensiamo erroneamente che il trattamento sarà più completo e intero. Questo uso della preferenza personale sarà alla fine a scapito della completezza e dell'interezza. Bisogna essere consapevoli delle proprie preferenze ed essere neutri rispetto al proprio desiderio di territorio familiare.

c. Trasparenza delle mani al movimento della Marea.

d. Lasciare il terreno.

e. Non rilasciare l'attenzione quando la forza terapeutica si ritira.

f. Non permettere allo sfondo di spostarsi in primo piano, aggrappandosi al movimento in primo piano.

g. Parlare della psiche quando il fluido è fermo.

h.

Le informazioni sopra riportate provengono da appunti personali e 45 anni di ricerca basata sull'esplorazione degli insegnamenti osteopatici, dalla nostra tradizione e dai principi fisiologici dell'embriologia.

"L'abilità è proporzionata alla comprensione del normale."

A. T. Still

NORMAL

Quando siamo nel momento presente, siamo nell'eternità. –C. S. Lewis Entra nei fluidi attraverso la Quiete, altrimenti li disturberai. – A. Wales Ci sono forze di auto-conservazione nei fluidi. –H. Magoun Sr.

I campi metabolici sono decisivi, intelligenti e hanno una geometria perfetta. –E. Blechschmidt

I fluidi hanno un'influenza extra-genetica, biodinamica che esprime sviluppo. –E. Blechschmidt

I fluidi non mancano mai l'intersezione geometrica perfetta. – R. DeHaan, embriologo

I fluidi esprimono bellezza dinamica. –R. Becker

I fluidi sono un continuum ... con l'"Intelligenza Suprema." –T. Schooley

Ci vogliono trentasei ore e mezza perché una lesione stabilisca un modello dopo lo shock e settantadue ore perché si risolva dopo un trattamento riuscito. –A. Becker

Fai muovere prima i fluidi, poi affronta il soma se necessario. – R. Day

WILLIAM G. SUTHERLAND

La nostra tradizione è vitalizzata da individui che hanno rinunciato alla conoscenza per una relazione con la Vita. Il viaggio percettivo in un paesaggio di leggi non inquadrate o concepite dalla ragione umana richiede di vedere con una libertà fresca. La libertà deriva dal trovare qualcosa a cui relazionarsi, per amore e adorazione. Sia Still che Sutherland hanno trovato principi e leggi che non riguardavano il controllo di un trattamento o del proprio essere, ma il servire una saggezza superiore mentre fluiva nella creazione. Di conseguenza, molto di ciò che i nostri insegnanti riportano sembra al contrario da una prospettiva più newtoniana o persino quantistica.

I fluidi possono bloccarsi; possono lesionarsi, e quando lo fanno, il soma diventa rigido. Queste parole sembrano al contrario in molti modi ... non sono i tessuti che si lesionano e ostacolano il flusso dei fluidi? Le lesioni craniche non sono disfunzioni somatiche ossee, quindi ostacolano meccanicamente la fisiologia? ...

Sutherland ci allontana da questo pensiero e presenta una intuizione unica.

Dopo molte fatiche, Sutherland descrive i fenomeni delle dinamiche normali del Corpo fluido: descrive finalmente esattamente gli stessi processi di Blechschmidt. In breve, i campi fluidi sono continui metabolici che sono biodinamici, cioè integrati e progettati da influenze ambientali extra-genetiche (la Marea). Queste azioni metaboliche sono geometricamente modellate e allineate da queste stesse forze di marea, e sono capaci di attività biocinetica (cambio automatico) e riallienamento.

La posizione di qualsiasi parte è una funzione del movimento del tutto ed è mediata dai campi metabolici, che portano la forma in un sincizio funzionale integrato. Sutherland chiamava questo processo osservabile "trasmutazione," una parola che sfida l'analisi razionale. Interessante, Carl Jung usava le stesse parole quando descriveva le funzioni della psiche umana e la guarigione.

"Potenza infallibile" sono parole che Sutherland e i suoi studenti usavano con un senso di riverenza quando parlavano delle forze auto-correttive visibili all'occhio esperto negli eventi terapeutici, osservate quando il Neutro era presente o stabilito nel paziente. Infallibile significa avere una performance perfetta ...

Sutherland, Blechschmidt e molti altri hanno descritto queste forze perfette come generative o formative per natura ... Il grande osteopata britannico Littlejohn si riferisce alle forze formative in alcuni dei suoi scritti. Chiaramente, si è chiamati a esplorare queste forze e valutarne il ruolo nella pratica ... non teoricamente ma in relazione all'osteopata e al paziente, nel momento presente, mentre la guarigione viene utilizzata per coinvolgere le forze terapeutiche interiori su cui Still ha fondato la professione.

Sutherland ha scoperto fluttuazioni assiali che organizzano i campi metabolici e il Corpo fluido. Ha scoperto un mezzo di comunicazione che permetteva alle fluttuazioni di normalizzare la funzione dei campi fluidi e consentire l'intercambio di tutti i fluidi corporei in un ritorno al continuum della totalità.

Il nostro compito è cercare di comprendere i principi espressi dai nostri insegnanti che hanno lavorato in questo modo. Dobbiamo costruire il nostro rapporto con la vita e applicare umilmente i principi per scoprire personalmente se possono essere efficaci in un contesto di pratica familiare.

Si potrebbero scrivere volumi su questo argomento, ma ci distrarrebbero solo dall'incontrare direttamente i principi e diventare veri studenti del Maestro Meccanico della Vita.

FORZE DI AUTOCONSERVAZIONE

Pratico

Questa esplorazione pratica inizia con un apprezzamento delle forze di auto-conservazione presenti in ognuno di noi e di come ascoltare la loro guida durante il trattamento.

1. Quattro o cinque persone per tavolo: un clinico, un paziente, due o tre osservatori.
2. Il paziente partecipa.
3. Sincronizzarsi con il "Respiro della Respirazione primaria."
4. Regolare tutte le tensioni in tutte le mani per farle combaciare.
5. Notare l'emergere del Neutro (tutti).
6. Il clinico cerca di essere così sottile da non poter essere rilevato dagli altri.
7. Discussione.
8. Riequilibrio da parte del clinico, mentre gli altri notano il momento in cui è fatto.
9. Nuovo clinico e paziente.

NEUTRALE DINAMICO

Crescita, guarigione ed evoluzione avvengono attraverso un neutro dinamico.

***

La comunicazione all'interno del corpo fluido è inferiore a 1 mm Hg di pressione ...

forse meno di zero.

Il nostro compito è trovare questa comunicazione con le nostre mani.

***

Guarda la superficie interna di un osso cranico. Ci sono solchi. Come si formano?

***

Lo spazio si apre e la funzione si muove.

MEDITAZIONE: TROVARE IL PROPRIO NEUTRO

(2-3 cpm)

Abbiamo perso la nostra comprensione del neutro e del suo posto essenziale nelle nostre vite ... un luogo di riposo e rinfresco.

Il neutro è necessario affinché Madre Natura ci mantenga in equilibrio come organismo in crescita. Se non riposiamo, vacilleremo ... diventeremo annoiati, ansiosi, testardi, soli e affaticati ... persino malati.

Quante malattie possono essere risolte esprimendo il proprio neutro, che permette la risincronizzazione con la salute e la guarigione?

La fase due riguarda l'attività del corpo fluido a 2–3 cpm. Un corpo fluido sano a 2–3 cpm può esprimere il neutro e autocorreggere la maggior parte delle disfunzioni man mano che si verificano.

È come fare giardinaggio... arieggi la terra, irrighi con abbondante acqua, la proteggi dagli estremi e la nutri... Un giardino sano crea i propri rimedi dal suolo. Un buon terreno si rinnova da solo (cioè, si auto- composta)... ma il terreno deve riposare, andare a maggese, poi può riprendere l'attività e la produttività. Quando è a maggese (neutro), l'integrità è ripristinata. Il Neutro recupera l'Integrità.

La Respirazione Toracica può essere una porta verso il Neutro. Osserveremo la respirazione della Respirazione Toracica.

Siediti o sdraiati in una posizione di comodità.

Percepisci l'intera Zona B... cioè, il Corpo fluido da sotto i tuoi piedi a sopra la tua testa... una zona con poca tensione. Questo sembra più uno spazio che un tessuto.

Rilassati nella sensazione di fluido silenzioso.

Dividi la tua attenzione in silenzio per 'vedere' la tua respirazione e la Zona B... quale area del tuo corpo si muove per prima nella funzione della respirazione?

Quando l'aria entra nel naso, c'è una sensazione che viaggia verso la lamina terminalis ... osserva il Tutto e questo primo passo del respiro ...

Cosa si muove poi? ... Il muscolo piramidale, appena sopra il pube ... E poi? ...

Il pavimento pelvico si rilascia e la cavità pelvica si apre.

Questo crea spazio affinché il diaframma possa muoversi verso il basso con facilità.

Osserva semplicemente i cicli del tuo respiro. Lascia che il tuo sistema risponda come desidera.

Non fare uno sforzo per rilassarti; accadrà naturalmente. Il sistema nervoso autonomo si calmerà.

La respirazione raggiungerà un punto di equilibrio, poi Neutro. Il tuo corpo (Zona A) cambieràdensità.

Toracico e Respirazione Primaria si avvicineranno l'uno all'altro. Lo spazio si apre e la funzione si muove all'interno.

FLUTTUAZIONI FLUIDE

La percezione del Dr. Sutherland divenne un veicolo per la scoperta. Ruby parlava spesso, così come Rollin, della pazienza di Will. Si sedeva e osservava il "meccanismo" per lunghi periodi di tempo senza attività. Dobbiamo essere in grado di osservare semplicemente con una mente neutra. Dal suo amore e disciplina è venuto un flusso di osservazioni sulla natura dei fluidi. Ha fatto grandi scoperte, il cui contenuto richiede di essere letto più e più volte. Parlava delle fluttuazioni del liquido cerebrospinale e del Corpo Fluido Totale (le mie parole).

Ha descritto una Fluttuazione Longitudinale, una Fluttuazione Laterale e un movimento fluttuante nel Tutto. Inizieremo con la Fluttuazione Longitudinale. Non è la Lunga Marea.

La Fluttuazione Longitudinale si verifica solo a 2–3 cpm. Non sono stato in grado di apprezzarla a velocità più lente.

Il Dr. Sutherland ha riconosciuto certe leggi naturali all'opera nei fluidi che sono diventate affidabili come punti di riferimento diagnostici e porte terapeutiche per ricostruire la funzione quando il Corpo fluido è lesionato. La Fluttuazione Longitudinale è alterata quando il Corpo fluido subisce lesioni. La restaurazione avviene quando il Corpo fluido va a Neutro e poi si riorganizza ed esprime una Fluttuazione Longitudinale normale.

Il modello normale della Fluttuazione Longitudinale è sincronizzato con l'inspirazione e l'espirazione della Respirazione primaria a due o tre cicli al minuto. Il modello di inspirazione è all'interno del paziente e il movimento di espirazione è all'esterno nella Zona B.

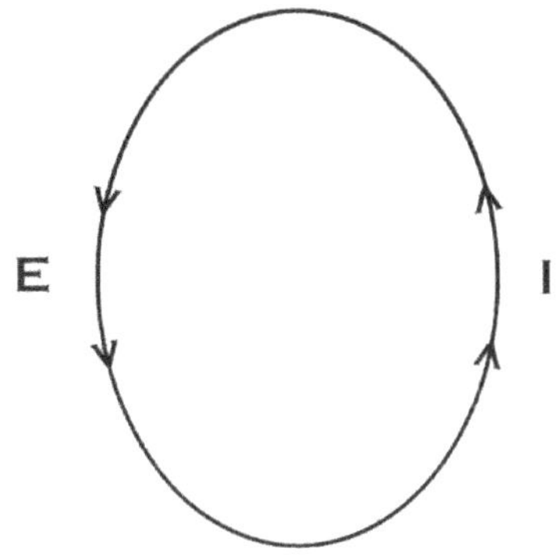

Il Modello di Inalazione

All'inizio della fase di inalazione, la Fluttuazione Longitudinale inizia al coccige e lentamente, in 12 secondi, si solleva verso l'alto in uno spazio del diametro di un quarto. Dopo un po', arriva al forame magno. Quando entra nel cranio, cambia forma e si riversa verso l'alto dalla fossa cranica posteriore a quella media fino alla fossa cranica anteriore. Sembra terminare alla lamina terminalis.

Il modello segue la forma del sistema nervoso centrale dalla punta del coccige alla lamina terminalis. Questo suggerisce che possa portare l'immagine originale del SNC e che una delle sue funzioni sia il ripristino del SNC. Questo potrebbe essere il motivo per cui Sutherland pensava fosse una fluttuazione nel liquido cerebrospinale, che ora vediamo in modo diverso.

Il Modello di Espirazione

Dopo la scomparsa del movimento di inalazione alla lamina terminalis, il movimento continua lungo il pavimento della fossa cranica anteriore ed esce dal soma nella Zona B. Se la Zona B è danneggiata, non ci sarà movimento di espirazione della Fluttuazione Longitudinale. Se la Zona B è normale (il che è raro), il flusso lascerà il cranio vicino alla glabella e scorrerà in un arco lungo la superficie della Zona B ed entrerà nella linea mediana della notochorda al coccige, alla fine del periodo di espirazione.

Questo completa il corso sferico... Finisce dove inizia.

È raro vedere un normale, perché il paziente dovrebbe avere un'unificazione di anima/spirito/corpo che si avvicina alla completezza a questo livello. La maggior parte delle persone esprime solo un piccolo schema di espirazione che si esaurisce appena dopo aver lasciato la testa.

Commenti:

Lo schema di inalazione segue la notochorda. Questo suggerisce un orientamento alla linea mediana notocordale in qualche modo.

Le fluttuazioni del fluido non sono fluidi. Sono campi elettromagnetici nel fluido. Sutherland chiamava questa "energia" un "fluido nel fluido" perché si muoveva attraverso il fluido senza resistenza da parte del fluido stesso.

Quando si "dirige la Marea," si sta coinvolgendo questo fluido nel fluido. Questo è anche chiamato potenza. Nota che è scritto con una piccola *p*, che lo distingue dalla Potenza che si riferisce all'Onnipotenza e all'Intelligenza Suprema della Marea.

Nota: C'è potenza e Potenza, una marea e una Marea, nel linguaggio che usiamo.

Il linguaggio di Sutherland è confuso, ma man mano che scopriva di più, doveva chiarire molti aspetti. Ha dovuto riutilizzare un linguaggio che aveva usato per eventi minori per descrivere eventi più grandi che ha scoperto in seguito. Magoun non ha aiutato a rendere questo chiaro.

DIAGNOSTICA RELATIVA ALLA FLUTTUAZIONE LONGITUDINALE

Alterazioni nella Fluttuazione Longitudinale del Corpo Fluido
2-3 cicli al minuto

Fluttuazione Assente ... Potenza Trattenuta nel Coccige

- Abuso sessuale
- Confinamento forzato
- Abuso emotivo grave
- Dissociazione mentale ... "persona assente"

Fluttuazione Assente senza Potenza nel Coccige ... Accensione Esaurita

- Uso di cocaina, anche se raramente
- Negato abuso di sostanze chimiche, anche il fumo
- Chemioterapia
- Radioterapia
- Uso di steroidi, più di tre settimane

Fluttuazione Parzialmente Ascendente e Si Ferma

- Autoindulgenza, volontà
- Confini psicologici rigidi
- Malattia cronica Dolore
- Bambini viziati

Ampiezza ridotta

- Affaticamento ... mancanza di riposo!
- Malattia acuta
- Farmaci Alcol
- Compressione dell'asse longitudinale

FLUTTUAZIONE LATERALE AD ALTA AMPLITUDINE NELLA TESTA

Questo tipo di testa sembra “grande” ... ogni tipo di potere, ma se guardi attentamente, non c'è fluttuazione longitudinale. Quando un sistema si scompensa, la longitudinale diventa debole. Se l'insulto continua, la longitudinale si spegne e la fluttuazione laterale inizia a cercare di tenere insieme il Corpo fluido ... Ma la fluttuazione laterale è solo nella testa, da nessun'altra parte. Questa non è una situazione sana.

I commenti sopra riguardano situazioni che ho osservato ripetutamente in certi tipi di casi. C'era un parallelo diagnostico tra lo stato della fluttuazione longitudinale e la storia del caso, anche se il reclamo principale non era nessuna delle cose elencate sopra.

C'erano molti altri tipi di lesioni della Fluttuazione Longitudinale; per esempio, il movimento paradossale. Nel movimento paradossale, la fluttuazione è invertita, andando verso il basso ... Non potevo assegnare alcuna diagnosi specifica a questo tipo di schema, tranne forse la malinconia cronica. Una volta ho ricevuto un'email su una Fluttuazione Longitudinale che era “al contrario” o paradossale.

Il trattamento è semplice. Sincronizzati con il modello del movimento della fluttuazione durante l'inspirazione, anche se è strano. Il sistema si auto- correggerà a meno che la causa non sia ancora in funzione.

IMMOBILITÀ CENTRALE

L'abilità di riequilibrio diventa più raffinata man mano che vediamo la Totalità del Corpo fluido.

Il Corpo fluido non è acqua... È, come ho detto molte volte, protoplasma.

Reagisce in modo molto diverso dall'acqua.

È "una goccia"... senza anatomia.

Non percepisce la distanza al suo interno.

Cresce come una singularità e guarisce come una funzione non segmentata.

Il riequilibrio può essere fatto dai piedi... Durante tutta la Fase Due riequilibreremo dai piedi.

Pratico

Tieni i piedi o qualsiasi parte della gamba.

Percepisci il Corpo fluido come un Tutto.

Sta respirando come un Tutto o ci sono irregolarità? Se sì, riequilibra ...

Vai alla quiete centrale... e aspetta, senza distrazioni, nella Quiete.

La quiete centrale non è al centro geometrico ... È la quiete che pervade l'intero Corpo fluido ed è centrale per la sua esistenza.

LESIONI DEL CORPO FLUIDO

1. Il Dr. Sutherland era molto chiaro nelle sue osservazioni sul Corpo fluido e fece la profonda scoperta che il Corpo fluido poteva lesionarsi e poteva essere riorientato e rivitalizzato portandolo al Neutro.

2. Un Corpo fluido normale riempie la Zona A e la Zona B. Questo crea un senso di protezione per l'organismo. Qualsiasi forma di stress provoca una reazione nel Corpo fluido, cioè, si lesiona. Può lesionarsi nei seguenti schemi:

   a. Può bloccarsi completamente (restringersi).

   b. Può perdere la sua fluttuazione longitudinale e la sua spinta fluida. È importante ricordare che la fluttuazione longitudinale e la spinta fluida sono necessarie affinché il processo di autocorrezione avvenga.

   c. Può cambiare il suo ritmo.

   d. Può diventare rigido o floscio.

   e. Può creare onde fluide compensatorie che possono essere scambiate per cambio automatico, il che è molto fuorviante per l'osservatore.

3. Portare il Corpo fluido a Neutro sblocca il suo potenziale potere in modo che possa autoregolarsi, cioè spostarsi automaticamente.

LA LESIONE PUÒ ESSERE FLUIDA

La storia della scoperta del Corpo fluido è rivelatrice.

Credo che leggere le opere complete del Dr. Sutherland sia essenziale. Ci sono molte semplificazioni eccessive sulla dinamica dei fluidi. Leggere le parole di Sutherland è un invito continuo a una comprensione più profonda della relazione tra la Respirazione primaria e la crescita, lo sviluppo e la guarigione. Il tempo assegnato qui, in questi corsi, non è progettato per fornire una base, ma per costruire sulla conoscenza del suo lavoro.

"I fluidi possono lesionare" (WGS).

Questa frase ha cambiato la storia dell'osteopatia. Cosa significa? Quali sono le conseguenze di questo nella pratica clinica? Cosa comporta questa frase per le parole *anatomia, struttura, giunzione, forma* e *lesione?* Cosa significa riguardo alla correzione delle lesioni posturali? Alla nostra comprensione delle restrizioni del tessuto? ... La lesione osteopatica stessa, cambia la nostra comprensione delle sue forze organizzative? Come si relaziona questo alla crescita e al trattamento dei bambini? Quali competenze sono necessarie per relazionarsi con il Corpo fluido?

Qual è il suo contenuto materiale? Come si relaziona con il sistema neuroendocrino immunitario?

Cosa lo integra? Quando appare e scompare dai processi vitali? ... Si può percepire questo in se stessi? ... Come è correlato al corpo, all'anima, allo spirito?

Man mano che attraversiamo le Fasi e facciamo il nostro studio privato, queste e molte altre domande appariranno, e inizierete a formulare una comprensione. Non è un viaggio facile perché la nostra coscienza e il nostro linguaggio devono cambiare se vogliamo vedere i risultati clinici proposti da Sutherland.

IL MOVIMENTO DISPONIBILE PRESENTE NELLA LESIONE.

Sincronizzarsi con il respiro del Corpo fluido.

Trovare la Direzione della Facilità della Potenza di Tensione Reciproca. Prendere una decisione a favore di un CV4 o EV4.

Seguire la RTP nella Direzione della Facilità.

Si riverserà nell'oceano della Quiete Dinamica, sia al centro che alla periferia. Una volta che ha una direzione terapeutica, rilascia la tua attenzione.

La direzione terapeutica può cambiare. Rilascia la tua attenzione!

Alla fine l'RTP ritorna al suo luogo di nascita (l'Oceano).

Quando ritorna, c'è una Quiete che inizia a maturare attraverso e intorno al paziente.

Questo può durare per un po'... Aspetta.

La Fluttuazione Longitudinale ritorna lentamente. Aspetta.

Quando la fluttuazione è stabile, con la stessa ampiezza per tre cicli, rimuovi le mani durante la fase di inalazione.

Rifletti su eventuali cambiamenti all'interno del fluido nel fluido e nel

Corpo fluido come risultato del trattamento.

Lascia riposare il paziente per tutto il tempo necessario. Riequilibra il tutto.

LESIONI INDUCETE DALL'OPERATORE

La Zona B è più grande della Zona A. Guardare all'interno della pelle per il Corpo fluido comprime il confine esterno della Zona B. Questo causerà fluttuazioni che potrebbero essere scambiate per attività terapeutica. Seguire queste fluttuazioni è come seguire le proprie impronte. Si potrebbe avere l'illusione di essere con dinamiche fluide che provengono dalla Respirazione primaria e in realtà fare molto poco. Dobbiamo comprendere le relazioni spaziali della Zona B. Questo sarà trattato in tutte le Fasi.

Andare troppo in profondità, con troppa attenzione/intenzione, può anche sovrastimolare il Corpo fluido. La nostra attenzione deve semplicemente sincronizzarsi con la Respirazione primaria e aspettare. Lascia che l'informazione venga a te mentre la tua mente è passiva e ricettiva. L'idea che il fluido sia più profondo del tessuto è un malinteso che porta a troppa concentrazione. Questo causa il ritiro e la fluttuazione del Corpo fluido.

Una mente neutra è libera di vedere oltre la nostra esperienza sensoriale abituale.

Possiamo creare una falsa linea mediana. Se la mano destra percepisce il lato destro e la mano sinistra percepisce il lato sinistro, allora dividiamo i fluidi a metà. Ogni mano percepisce l'intero Corpo fluido.

Possiamo soffocare il respiro del Corpo fluido. Le nostre mani devono essere trasparenti alle forze di marea in arrivo dall'esterno e ai movimenti in uscita che passano verso l'esterno attraverso la pelle.

Lavorare con l'energia concentra eccessivamente l'osservatore sui campi bioelettrici, e l'integrità del fluido diventa laminata.

Non preoccuparti di ferire qualcuno. Essere eccessivamente timidi può creare problemi. Segui semplicemente e lascia che l'insegnamento ti porti a un luogo di equilibrio.

INGANNO

L'inganno può essere ovvio o profondamente nascosto, tanto che ci svegliamo per scoprire di essere stati ingannati dalle nostre stesse ombre. È opportuno riconoscere l'inganno e forse non menzionarlo al paziente a meno che la questione non sia vitale per il successo del trattamento.

Le esche sono atti consci o inconsci del paziente che desincronizzano il Neutro e dirigono il fluido in una direzione non controllata dalla Respirazione primaria. La direzione che il fluido prende non porterà al Neutro, poiché la "volontà" del paziente cerca il controllo.

Se noti che ciò sta accadendo, riequilibra dai piedi e aspetta che il Neutro si esprima.

È difficile vedere queste esche perché appaiono normali. Guarda oltre gli effetti e vedrai facilmente la causa.

Esche comunemente osservate:

- Svolgimento somatico
- Il paziente apre gli occhi quando si raggiunge il Neutro
- Parlare incessantemente
- Il clinico parla di interessi personali o si impegna in conversazioni con il paziente a scapito del trattamento
- Il seguire mentalmente il trattamento da parte del paziente

COMUNICAZIONE

L'insegnamento dell'osteopatia ha sempre incluso al suo centro lo sforzo di coinvolgere le leggi naturali della guarigione. Questo, naturalmente, non significava "leggi create da mani umane", come sottolineavano sia Still che Sutherland. Il dottor Wales, che ha guidato il nostro gruppo di studio per oltre trent'anni, ripeteva spesso: "Il nostro obiettivo è comunicare e cooperare con le leggi interiori della guarigione."

Il Corpo fluido è un'intelligenza vivente che esprime crescita e guarigione attraverso uno stato dinamico di neutralità. Ha una mente che precede e crea il sistema nervoso centrale. Ciò significa che ha un'Intelligenza organizzata che crea forma, funzione e ritmo. Non è solo un fluido biologico che è un effetto ... Crea l'effetto.

I nostri sforzi per comunicare con il Corpo fluido rivelano che la pressione effettiva della spinta fluida è inferiore a un millimetro di mercurio. Questo suggerisce un campo privo di tensione che sconcerta il pensiero scientifico. Questa teoria della bassa pressione è il risultato dello studio della pressione venosa nel cranio.

Gli studi sono difficili da trovare, ma la pressione venosa intracranica è molto bassa (2 mm). Quando si osserva un osso cranico e si guarda la superficie interna, si può vedere l'impronta del seno venoso. Questo significa che il campo fluido che forma l'osso è in equilibrio con la bassa pressione venosa. Si dice spesso che i canali venosi invadano l'osso. Questo è fuorviante. Non c'è invasione. Il sistema venoso e l'osso sono entrambi formati dalle stesse forze, indicando che la pressione nell'insieme è a un punto di equilibrio. Il sistema è straordinariamente equilibrato.

Ciò significa che se si desidera ascoltare il Corpo fluido in un bambino o in un adulto, le mani devono essere in un neutro fluido, diventando così parte di un continuum.

Quanta pressione ci vuole per comprimere una vena sulla tua mano? Prova. Sembra molto poca, eppure la pressione venosa nella mano è molto, molto più alta di quella nel cranio.

Questo è un argomento interessante da esplorare.

SPOSTAMENTO AUTOMATICO

Il spostamento automatico è un processo terapeutico scoperto dal Dr. Sutherland. Curiosamente, è stato anche descritto dal Dr. Blechschmidt. Blechschmidt ha chiamato questa capacità innata di perfetta sincronizzazione e organizzazione interna "biocinetica."

La descrizione del Dr. Sutherland può essere trovata in "Il giro del Minnow," l'ultima sezione in *Contributi del Pensiero*; c'è anche un articolo nel *OCA Journal* del 1953.

Il processo di Cambio Automatico non è mai stato insegnato nei corsi; apparentemente, è emerso dall'abilità acquisita attraverso anni di osservazione. Nel 1982, dopo molti anni di ricerca nella mia pratica, ho iniziato a rendermi conto che la Mente del Corpo Fluido stava osservando ogni mio movimento. Mi è venuto in mente che forse si potrebbe imparare come permettere a questo processo di emergere nel trattamento. Dopo diversi anni, è diventato chiaro come coinvolgere questo processo. Questo è ciò che vi stiamo insegnando oggi. Le seguenti condizioni permettono che il Cambio Automatico si verifichi:

1. Il paziente deve avere la capacità di raggiungere il Neutro a 2–3 cpm. Come hai appreso, un CV4 o EV4 può essere necessario affinché questo Neutro si manifesti. Possono essere necessari diversi trattamenti affinché il Neutro emerga facilmente e naturalmente per il paziente. Non forziamo mai il fluido o il fluido nel fluido a fare nulla!

2. Il clinico deve essere in grado di percepire una quiete legata a questa attività. La particolare quiete che coinvolgiamo è la Quiete che risiede nel Corpo fluido a 2–3 cpm. Chiamiamo questa Secondo Livello di Quiete. Mentre si attende in questa quiete, inizia il cambio automatico.

3. Il cambio automatico contiene molte sfaccettature:

   a. Si muove con precisione ... con "una potenza straordinaria e infallibile" che ha grande accuratezza e potenza. Si muove da un luogo all'altro ma scompare tra le posizioni ... Dove va?

   b. Prioritizza le lesioni ... Le forze di guarigione sanno dove trattare ... Sono diagnostiche. Sutherland lo sottolinea (vedi 9–12 aprile 1948, in Contributi del Pensiero). Questa è una mappa delle esigenze del paziente, disegnata dalla Marea. Nei venticinque anni da quando ho compreso questo, ho imparato molto osservando il Maestro al lavoro ... ed è chiaro che le nostre abilità diagnostiche sono superate da questa meravigliosa Mente che mostra il trattamento.

   c. Il principio di trattamento varia in ogni punto del cambio automatico. Mentre la Marea applica la sua potenza a una particolare lesione, la tecnica è unica e raramente ripetuta ... Mentre osservi ... pensa ... senti ... e cerca di vedere gli stili di trattamento ... Lascia che diventi il tuo insegnante.

   d. Alla fine il trattamento termina ... Il fluido si ferma e ritorna a un nuovo Neutro, uno che è più profondo e più lento dei 2-3 cicli con cui abbiamo iniziato. Questa è la Lunga-Marea.

   e. Il paziente riposa, e mentre lo fa, tracci la mappa di ciò che ha fatto la Marea.

   f. Quando il paziente si sveglia, mostrargli la mappa e chiedere cosa significhi per loro ... Spesso si scopre una storia non ricevuta in precedenza.

Prova a lavorare dai piedi per vedere più completamente l'Interezza del Corpo fluido.

SPOSTAMENTO AUTOMATICO E FORZE FLUIDE LOCALI

Pratico

Lavoreremo con un'estremità per localizzare le forze fluide in azione dopo che l'estremità ha stabilito un Neutro al suo interno.

1. Valuta l'estremità, definisci eventuali schemi di tensione e immagina come potresti trattarla—non trattare.
2. Tieni l'estremità in una posizione comoda per te e diventa consapevole solo delle forze fluide. Applica un leggero EV4 all'interno del campo fluido e permetti al fluido nell'intera estremità di raggiungere il Neutro.
3. Un neutro è quando tutto il fluido nell'estremità respira come un'unità e ha un senso di omogeneizzazione.
4. Aspetta nella quiete del campo fluido respirante.
5. Le forze di marea fluide si raccoglieranno e inizieranno a lavorare da qualche parte all'interno di questo campo fluido.
6. Poi queste forze di marea si sposteranno in un'altra parte dell'estremità o in parti correlate.
7. Nota, sono questi i luoghi di cui eri già consapevole, come priorità nella normalizzazione della funzione dell'estremità?

8. Mantieni la tua mente in equilibrio tra gli effetti terapeutici e la quiete nell'intero fluido.

9. Man mano che il trattamento progredisce, lascia l'estremità ed entra in un'altra parte del Corpo fluido?

10. Il trattamento finisce. Tutto è tranquillo. Punto di quiete.

11. La Marea ti ha mostrato delle relazioni che erano utili dal punto di vista diagnostico?

12. Questo trattamento funziona solo se non aggiungiamo nulla, e solo se il neutro può essere stabilito con successo.

13. Non dimenticare di controllare se è necessario riequilibrare.

IL METODO DI CAMBIO AUTOMATICO

W. G. Sutherland ci ricorda spesso che la Marea può diagnosticare e trattare. Questo è un fatto. Il significato di questo fatto ci porterà a una comprensione completamente diversa della "magnitudine dei cieli dell'osteopatia."

Il cambio automatico è un processo autoregolante, autopotenziatore, transmutativo. Il nostro compito è assistere il paziente in modo preciso che sveli questo processo. Possiamo quindi vedere il neutro, vedere il processo terapeutico spostarsi da un luogo all'altro, osservare la sua priorità per la guarigione del paziente nel suo insieme e terminare il processo in un Punto di quiete che riempie la Zona B.

Una metodologia semplice è la seguente:

1. Dai piedi
2. Sincronizzare con il respiro in una ciotola d'acqua.
3. Percepire l'intero Corpo fluido.
4. Aiutarlo a raggiungere il neutro, se necessario.
5. Quando il neutro è stabilito, seguire quanto segue:
    a. Poni tutta la tua consapevolezza nella quiete del Corpo fluido.
    b. Aspetta senza guardarti intorno.
6. Le forze terapeutiche si concentreranno in un sito specifico.

7. Osserva l'attività terapeutica senza abbandonare la quiete.

8. Il punto finale del trattamento è quando le forze terapeutiche si fermano e appare un Punto di quiete, che si fonde con la quiete in cui ti trovi nel Corpo fluido.

9. Vai alla testa e verifica se è necessario un riequilibrio.

10. Disegna un diagramma di dove le forze terapeutiche stavano operando e discutine con il paziente.

REVISIONE DEL CAMBIO AUTOMATICO

L'origine del termine "cambio automatico" deriva dal lavoro di W. G. Sutherland. La base di questo termine risiede nell'osservazione ripetuta di fenomeni auto-correttivi all'interno del corpo. Il Dr. Sutherland descrisse, in modo piuttosto elegante, il cambio automatico del fulcro centrale alla giunzione del seno retto e della grande vena di Galeno. Questo è il punto in cui la duplicazione della dura ha il suo fulcro embriologico e di sviluppo all'interno del sistema nervoso centrale. Il Dr. Sutherland affermò che questo fulcro, all'interno del meccanismo durale, era un "punto di quiete sospeso a cambio automatico" attraverso il quale la potenza all'interno del sistema poteva essere mantenuta reciprocamente. Il "Fulcro di Sutherland" è di importanza fondamentale per la salute del corpo. Se è libero di cambiare automaticamente, allora le funzioni neurotrofiche possono operare in modo ottimale. Tuttavia, se il cambio automatico è limitato, ci sarà un'inibizione dei meccanismi omeostatici e, successivamente, un cambiamento in tutto il corpo.

Sutherland ha anche osservato questa azione sospesa e automaticamente variabile in tutto il corpo. All'interno di ogni tessuto del corpo, indipendentemente dalla sua origine, c'è un punto di quiete locale, sospeso, automaticamente variabile attorno al quale l'area si autocorregge e mantiene il movimento, in modo che lo scambio di fluidi nel tessuto e la funzione neuroendocrina immunitaria nello spazio extracellulare possano essere mantenuti in modo ottimale.

Per dare una descrizione molto breve di quali tipi di fulcri potremmo pensare, diamo un'occhiata all'inizio della vita stessa. Sulla placca embrionale, dopo che appare la stria primitiva, la notochorda viene stabilita come la linea primaria di orientamento. In effetti, precede lo sviluppo del sistema nervoso di un breve periodo di tempo e diventa la linea di orientamento per la geometria dell'intero corpo. La notochorda rimane nell'adulto e probabilmente è più chiaramente apprezzata come il centro del nucleo polposo all'interno del disco— un punto, un punto di quiete sospeso, automaticamente variabile all'interno di un ambiente relativamente fluido. Questo punto rimane per tutta la vita ed è in effetti un fulcro variabile attorno al quale tutti i tessuti somato-viscerali si autocorreggono. Questo punto autocorreggente e automaticamente variabile è necessario per permettere ai fluidi della vita e all'integrazione dei meccanismi omeostatici di mantenersi a livello locale. Per essere più specifici, se seguiamo il collo di una costola medialmente, e apprezziamo l'asse che attraversa la testa e il collo della costola e lo proiettiamo sul lato opposto del corpo, troviamo che entrambi gli assi volontari e involontari della costola passano direttamente attraverso questo punto notocordale. La costola stessa e i tessuti segmentali rimanenti hanno una relazione infallibile con questo punto. Ogni tessuto nel corpo, infatti, ha un luogo che utilizza come punto di orientamento per la sua crescita e sviluppo, attraverso il quale la potenza dei meccanismi involontari del corpo può essere trasmessa nei sistemi locali mantenendo una relazione sospesa automaticamente variabile con questo punto di orientamento. Quando osserviamo in un'aria di silenzio qualsiasi area particolare del corpo, notiamo spesso, durante la fase di inalazione, una flessione sulla linea mediana con una rotazione esterna accomodante, e durante la fase di espirazione, un'estensione sulla linea mediana con una rotazione interna accomodante, tutto ciò in relazione a un fulcro segmentale locale. Questi meccanismi autocorreggenti nel corpo umano rispondono sincronicamente alla forza silenziosa della saggezza innata stessa e sono sotto costante scrutinio come un'unità intera di una singola funzione, la vita stessa. I meccanismi omeostatici all'interno del corpo lavorano ventiquattro ore al giorno, adattandosi costantemente e variando automaticamente in modo che non ci sia ridondanza, nessuna restrizione al cambiamento costante e fluente della vita, e in circostanze ideali, il sistema evolve.

C'è qualcosa nel corpo umano che, in modo piuttosto profondo, trova, fissa e poi lascia (cioè, cambia automaticamente). Ha poche limitazioni; tuttavia, a livello fisico, le sue forze correttive sono limitate alla capacità idraulica all'interno del sistema stesso e alla capacità del sistema nervoso centrale di inibire il rumore sinaptico (o facilitazione) e proiettare correttamente le informazioni efferenti nello spazio extracellulare e ricondizionare la geometria dei tessuti e la vitalità dei fluidi. Siamo chiamati ad assistere in questo lavoro e permettere al sistema di tornare da qualsiasi stress inerziale al cambio automatico.

Quando un paziente arriva nel nostro studio, è già sotto la cura del "Medico di base." Quando arriva, è già in trattamento. Esiste un programma di trattamento preesistente e prioritario, ed è parte del nostro compito, come membri del team, per così dire, fare uno sforzo per realizzare il programma di trattamento già delineato dal Medico di base. È nostra obbligazione sederci tranquillamente e osservare dove nel corpo il meccanismo è al lavoro e, avendolo scoperto, andare direttamente alla parte dove il meccanismo sta lavorando e osservare come il meccanismo sta cercando di spostare questo tessuto, e assistere nel processo di portare l'area a un punto di equilibrio che possa essere utilizzato per riportare il tessuto sul suo fulcro originale e quindi rimuovere la sua fase inerziale.

Il meccanismo è bifasico. Durante la fase di inalazione, le forze auto- correttive nel corpo cercano generalmente di stabilire uno stato di tensione membranosa bilanciata che permetterà poi, durante la fase di espirazione, alle forze idrauliche all'interno dei tessuti di spostare il tessuto e il fluido alla sua relazione normale con il suo fulcro embriologico e di sviluppo. Il meccanismo utilizza la fase di inalazione per uno scopo e la fase di espirazione per un altro. Molte volte un piccolo sforzo da parte nostra per assistere il meccanismo durante la fase di inalazione fino a un punto di tensione membranosa bilanciata, e poi aspettare un cambiamento d'azione durante la fase di espirazione, fa la differenza nel permettere ai meccanismi omeostatici di operare di nuovo. Molte volte, dopo aver fatto solo un po', è possibile sedersi e osservare il meccanismo cambiare automaticamente da una parte del corpo all'altra—per portare una parte a uno stato di tensione membranosa bilanciata e poi utilizzare le forze idrauliche all'interno del meccanismo per apportare un cambiamento nei fulcri, ridurre l'inerzia e riportare la parte particolare in contatto con il suo fulcro fisiologico. Mentre ci sediamo tranquillamente e osserviamo questo cambio automatico, possiamo imparare molto sulla natura profonda della vita stessa. Molte volte lavoriamo troppo duramente per risolvere il problema. Diamo tutta la nostra attenzione alla "ruota cigolante" piuttosto che consultare prima lo sforzo concreto e prioritario del meccanismo. Se ci sediamo tranquillamente e siamo attenti alla possibilità di questo cambio automatico, possiamo osservare il Medico di base al lavoro.

L'osservazione è spesso uno strumento diagnostico!

Ti darò un breve esempio. Una paziente entra in studio con una distorsione alla caviglia destra e, dopo aver esaminato brevemente la sua caviglia, le chiedo di sdraiarsi sul lettino per valutarla in modo completo e vedere che tipo di tensione ha attraversato tutto il corpo. Poi posiziono le mie mani sul suo sistema e chiedo il permesso di partecipare. Dopo aver fatto questo, divento consapevole del mio stesso meccanismo. Quando il mio cervello e tutti i suoi pensieri si arrendono a quel silenzio in movimento, senza alcuno sforzo diventa tutto molto chiaro. Man mano che quella chiarezza aumenta, c'è solo l'azione del meccanismo dentro ciascuno di noi.

In questo caso particolare, la maggior parte della spinta fluida e della potenza all'interno del meccanismo venivano erogate per il servizio nell'area del torace posteriore. Osservando il meccanismo al lavoro in questa area, ho spostato le mie mani lì per entrare più in contatto con i fulcri locali intorno ai quali dovrebbe avvenire l'azione fisiologica normale, e ho continuato ad ascoltare il meccanismo. Ho potuto vedere che durante la fase di inalazione stava cercando di spostarsi automaticamente, ma non era possibile portare il tessuto connettivo a uno stato di tensione membranosa bilanciata. Sembrava che stesse cercando di stabilire un fulcro fluido da qualche parte nella radice del polmone sul lato sinistro, appena laterale alla superficie anteriore della quarta vertebra toracica. Ho provato diverse volte ad assistere il meccanismo portandolo a un punto di tensione membranosa bilanciata intorno al quale avrebbe lavorato durante la fase di inalazione, e poi lasciandolo spostare durante la fase di recessione. Tuttavia, il meccanismo ha continuato a lavorare in questa area e non si è spostato automaticamente in un'altra area. Pertanto, dopo un certo periodo di tempo, mi è venuto in mente che probabilmente c'era qualche tipo di processo statico, sia metabolico che altro, in corso e che il meccanismo stava rimanendo in questa area perché non aveva completamente trasmutato il problema a un punto di omeostasi. Ho preso il mio stetoscopio e ho ascoltato il torace della paziente. Aveva un respiro sibilante piuttosto drammatico al centro del polmone sinistro, che era chiaramente una polmonite. Non aveva sintomi! Abbiamo fornito cure osteopatiche per la polmonite e abbiamo dimenticato la caviglia! È tornata dopo pochi giorni, la polmonite si era risolta. A quel punto abbiamo trattato la sua caviglia, e il meccanismo era ben disposto a bilanciare l'area.

Il punto è che il meccanismo del paziente aveva dato priorità ai bisogni del paziente, e il nostro sforzo è di cooperare con la priorità mentre si esprime all'interno del paziente. In questo particolare caso, che non è davvero raro, il meccanismo stava lavorando in un'area che sembrava non correlata al principale disturbo del paziente; tuttavia, il meccanismo stava lavorando in quest'area perché il "Medico di base" aveva già determinato che il paziente aveva la polmonite e stava lavorando duramente per prendersi cura di lei prima che arrivassimo sulla scena. Penso che tutti noi abbiamo avuto questa esperienza di trattare un paziente per una cosa e vedere migliorare qualcos'altro, e questo dimostra chiaramente i principi del cambio automatico e della priorità all'interno del meccanismo. Se possiamo imparare a cooperare con esso, a seguirlo e usarlo come strumento diagnostico, probabilmente scopriremo che il meccanismo non è solo intelligente ma anche molto compassionevole e molto interessato alla vita intera dell'individuo. Noi come medici dobbiamo essere pazienti e, avendo fatto questo, forse saremo in grado di scavare più a fondo nella bellezza stessa della vita.

Per me personalmente, l'osservazione del cambio automatico sta diventando un enorme strumento diagnostico e allo stesso tempo sta generando un profondo apprezzamento della quiete che sembra sempre concludere ogni trattamento.

OSSERVAZIONI DEI BAMBINI

Nel 1979, un'insegnante di danza di New York, che trascorreva le estati nel Maine rurale, mi disse che durante i suoi trattamenti poteva sentire i caldi movimenti fluidi. Questo accadeva regolarmente dopo i suoi primi tre trattamenti. Era una ballerina professionista. In estate, insegnava ai bambini a danzare ed esprimere fluidità nel movimento. Disse che si chiedeva se i bambini potessero naturalmente sentire ciò che noi chiamavamo respirazione primaria.

Ai bambini di sette-nove anni è stato chiesto di osservare la loro mente e riferire ciò che vedevano con la loro immaginazione.

Immaginazione: raffigurarsi qualcosa che non è presente ai cinque sensi originali. È usata qui per riconoscere l'immaginazione come un atto creativo del più alto grado di intuizione.

Mentre i bambini osservavano il loro mondo interiore, ecco cosa hanno riferito:

1. Sembrava un mare di molte persone che litigavano su di me. (Joana, terza elementare)

2. La mia immaginazione lavora con tutto il corpo e sembra strisciare sull'erba. (Jason, classe 4)

3. La mia sembra un cervello, sembra un grande cerchio nella mia testa. (JoAnn, classe 2)

4. La mia immaginazione è come una macchia. Cambia forma, dimensione e colore. Se potessi sentirla, sarebbe scivolosa e spugnosa. Raccoglie idee e le comprime in un'unica idea. La sistema in modo che sia il meglio possibile e la invia alla mia mente. La mia mente la invia alla mia

mano e io la realizzo. (Alon, classe 4)

5. Sembrava che qualcuno fosse in una barca. Sembrava che fossi in una barca. (Daniel, classe 3)

6. La mia immaginazione cambia di minuto in minuto; ora è nel mio stomaco. (Jacob, classe 2)

7. Apertura e chiusura. (Ryan, classe 2)

8. Il mio vento ha molti pensieri. Oggi il suo pensiero è un uccello. Ma non un uccello qualsiasi! (Erin, classe 4)

9. Fuoco blu, fuoco feroce. (Daniel, classe 4)

10. Non posso entrare nella mia mente senza andare da una parte all'altra. È così ventoso. Scopro che il vento è ondulato e ha vitamine speciali per raccogliere le cose. (Renee, classe 3)

11. Se è intrappolato, sembra che stia per morire. (Amy, classe 4)

12. Wee-hee-hee-hee-hee-hee. (Keith, classe 4)

13. Vuole essere libero. Non vuole essere in un'area chiusa. Gli piace essere solo una piacevole brezza estiva. (Jennifer, classe 4)

14. Libertà! (Nicholas, classe 4)

15. Molto, molto ondulato. (Angela, classe 4)

L'istinto è presente durante tutta la nostra vita; sa. L'abilità che cerchiamo è innata.

UN AUGURIO DI NATALE DA ANNE WALES

1997

Sulla Terra Pace,

Buona Volontà Verso gli Uomini

Caro Jim,

Auguri di Natale e Migliori Auguri per il 1997. Sono stato felice di sentirti e di sapere di te. È stato un anno più impegnativo di quanto sembri probabile, ma finalmente ti sto scrivendo. Sono contento che la foto di Will sia arrivata a te. Questo mostra davvero il suo spirito. Come tutto ciò che accade in questo corpo umano vivente influenza tutto il resto!

Nella mia ultima conversazione con Will (primavera 1954) gli ho chiesto cosa causa la fluttuazione del C.S.F. nella sua cavità naturale e lui ha detto che non lo sapeva. Ha insegnato che sia esso che la motilità del C.N.S. spostano il cambio automatico del fulcro dell'RTM che muove le ossa craniche alle suture per fornire il cambiamento di forma per il cervello come organo vivente. Non riesco a tenere insieme l'immagine tridimensionale in un unico pezzo, ma ci provo.

Ho detto a Pietro che può venire a trovarci.

Con affetto, Anne

È il non-ancora nell'adesso,

il sapore del frutto che non esiste ancora,

appendendo il fiore sul ramo.

–Laurens van der Post, *Venture to the Interior,* Harcourt, 1979

SINCRONIZZAZIONE

La sincronizzazione con la Respirazione primaria è "essere con la Salute."

Questo è sempre il nostro primo passo, se desideriamo lavorare con i ritmi più lenti (meno di 8–14 al minuto) e l'intenzione della Marea.

Quando si lavora con la sincronizzazione, si sblocca la percezione verso paesaggi più sottili e potenti ed espone i ritmi più lenti al nostro osservatore. Questo permette di iniziare a "vedere" come cooperare con le leggi naturali e, come molti dei nostri insegnanti hanno affermato, è il fondamento dell'osteopatia.

Man mano che ci disciplinamo a lavorare con la sincronizzazione, la chiarezza e la trasparenza nel meccanismo si dispiegheranno naturalmente, rendendo le nostre diagnosi più acute e permettendoci di vedere le forze terapeutiche piuttosto che gli "effetti".

LINGUAGGIO FLUIDO

2–3 cpm	Biomeccanica
Quiete dinamica	Cambio automatico
Punto di quiete	Flusso neurotrofico
Respiro della vita	Trofismo
Potenza, "Io"	Fluido metabolico
Marea lunga	Campo
Fulcro spirituale	Progetto originale
Nodo di Henson	Salute
Linea mediana	Imago Dei
La scintilla	Ondata di fondo
Accensione	Modellamento
La marea	Trasmutazione
La potenza	Tasso 6/10
Martellamento	Falsi fulcri
Forze vitali	Tempo
Morbido	Fluenza
Vettoriale	Leva idraulica
Corpo fluido	Disimpegno
Fluido nel fluido	Calore
Fluttuazioni assiali	Laminazione
Fluttuazioni dei fluidi	Ribilanciamento
(Totalità)	Fase terapeutica
Spinta fluida	Fase di inspirazione

Fulcro fluido	Fase di espirazione
Tensione fluida bilanciata	Punto di quiete
Punto di equilibrio	Biodinamico
Anima	Silenzio
Idraulica dei fluidi	Quiete
Posizione, forma, spazio	Punto di equilibrio
Neutrale	Pausa

Il linguaggio, per essere preciso, deve essere assoluto come una dimostrazione matematica.

Deve contenere il perfetto, l'immaginario e l'infinito.

AGGIORNAMENTO FASE DUE

La Mente del Corpo fluido crea il sistema nervoso centrale.

Impariamo che non possiamo controllare il Corpo fluido ... Possiamo lesionarlo con le nostre intenzioni, ma possiamo riequilibrare il paziente ogni volta che è necessario. Questo mantiene il nostro lavoro sicuro.

Stiamo imparando a comunicare con una Mente Superiore. Man mano che ci adattiamo a non usare le nostre forze personali per trattare, e a non relazionarci con le lesioni, i nostri sensi si convertono in un nuovo paesaggio ... allora le cose diventano molto più facili.

Scopriamo anche, discutendo con altri, che c'è un consenso generale su quando il paziente è a Neutro. Iniziamo ad apprezzare verità comuni attorno alle quali la professione è sopravvissuta a lungo.

Durante la seconda pratica, percepiamo l'integrità della Zona A e l'integrità della Zona B. Dalla quiete centrale, la Zona A si estende fino al bordo della pelle. Il tono di A sembra tensione somatica. Cerchiamo di percepirlo come un'unità insieme alla quiete centrale. La Zona B è molto diversa. Si esprime dalla quiete centrale fino a un confine non determinato dalla pelle; può sembrare che sia intorno o all'interno della Zona A. Il suo tono è protoplasmatico, variando da rigido a fluentemente morbido. Cerchiamo di trovare l'interfaccia tra A e B. Riequilibriamo il Corpo fluido come un tutto attraverso il fulcro della quiete centrale (piuttosto che sopra e sotto il forame magno, come abbiamo fatto nella Fase Uno). Rivediamo un po' della storia di questo curriculum ... i docenti e i mentori, la storia di lunghe relazioni con osteopati americani altamente qualificati che hanno scelto "la strada meno battuta." La biodinamica non è "il mio" insegnamento. È il continuum di un'eredità trasmessa a me da mentori che hanno dedicato il loro tempo, energia e risorse personali nel loro insegnamento a me. Questo particolare insegnamento non è stato intrapreso all'interno di corsi strutturati (anche se ho completato più di 8.000 ore di corsi post-laurea). Tutti i miei mentori erano in pratica generale, non in medicina manipolativa, come molti lo sono oggi.

Il mio primo vero corso craniale è stato nel 1966 al Kirksville College of Osteopathic Medicine ... non era per studenti, ma un altro studente ed io saltammo le lezioni per andare e fummo accolti per unirci ai dieci o giù di lì medici che seguivano il corso. È stato difficile! Quando uno dei nostri insegnanti clinici scoprì che stavamo saltando le lezioni per un corso craniale, fece un test a sorpresa. Eravamo assenti, quindi fallimmo il test. Lo zero sul test abbassò la nostra media così tanto che dovemmo delineare l'intero libro di testo del corso per soddisfare il professore.

Fin dal primo corso, c'erano persone che riflettevano il lavoro craniale, ma alcune che lo supportavano davvero. I miei mentori più intimi erano questi:

George Laughlin, D.O. (nipote di A. T. Still e fervente sostenitore di WGS)

John Chace, D.O. (Ob-gyn che trattava i neonati quando la testa si presentava durante il parto ... era molto abile e supportava WGS)

Irvin (Kim) Korr, Ph.D. (Professore di Fisiologia ... autore di molti articoli sulla lesione osteopatica ... un grande appassionato del lavoro craniale)

Keith Buzzell, D.O. (capo del Dipartimento di Medicina Osteopatica e coautore di *The Physiological Basis of Osteopathic Medicine*)

Ho visto tutti questi uomini regolarmente mentre studiavo a Kirksville per il mio dottorato.

Nel 1966 mi è stata assegnata una borsa di studio pre-dottorato in anatomia e metodo osteopatico. Il mio mentore per i cinque anni di quel programma è stato George Snyder, Ph.D., professore di anatomia ed embriologia. Era un pensatore osteopatico che ci insegnava l'embriologia osteopatica e scriveva a lungo sul "lo sviluppo embriologico della fascia." Era un perfezionista e un grande insegnante. Ho fatto 150 dissezioni e lezioni sotto la sua guida.

Dopo Kirksville, ho fatto da mentore con Ruby Day, DO. Ha studiato e poi insegnato con WGS dal 1936 al 1953. Ha rifiutato di seguire il modello meccanico di Magoun e, di conseguenza, ha lasciato l'insegnamento con lui e la Fondazione di Insegnamento Craniale Sutherland nel 1953. Ho lavorato con lei dal 1973 al 1986. È morta poco dopo.

Nel 1978, Stefan Hagopian, DO, e io abbiamo chiesto ad Anne Wales di avviare un gruppo di studio chiuso. Era a malapena in grado di camminare, ma ha comunque detto di sì, e successivamente è stata restaurata in compagnia dei suoi nuovi "figli". Ha continuato a insegnarci fino alla sua morte. Il mio ultimo giorno con lei è stato nel 2006... una lunga e affettuosa amicizia. Nel 1978, ho incontrato il Dr. Rollin Becker. È stato molto gentile con me nei dieci anni successivi. Nel 1982, ho introdotto la biodinamica in una conferenza ... Il pubblico pensava che fossi pazzo. Mentre mi affrontavano, il Dr. Becker è intervenuto nel caos e ha detto: "Lasciatelo in pace, sa quello che sta dicendo" ... Ero terrorizzato. Nei giorni successivi, mentre tenevo le conferenze, lui stava vicino a me e interveniva quando tutti gli osteopati meccanici si agitavano. Mi ha insegnato l'amore e a parlare solo dal mio amore per questo lavoro. Mi ha fatto da mentore ed è stato il mio allenatore personale quando mi sono unito alla Fondazione di Insegnamento Craniale Sutherland quell'anno.

Dal 1978 al 1993, ho seguito o insegnato un totale di 125 corsi con la Fondazione di Insegnamento Craniale Sutherland. Ci sono molte storie qui. Il Dr. Becker ha davvero aperto la porta al Neutro come punto di partenza del trattamento.

Molti DO in pensione mi hanno inviato i loro documenti craniali e teschi, perché volevano supportare questa linea: Tom Schooley, Ruby Day (tramite Steven Kissel), Anna Biddle, i Dott. Barnes e Hull (i segretari personali e assistenti di WGS nei suoi ultimi anni nella sua casa in California. La sua casa era chiamata "il fulcro," dove poteva vedere il faro sull'Oceano Pacifico che amava tanto). Anche Alan Becker, DO, mi ha fatto da mentore. Abbiamo scambiato audiocassette con commenti e discussioni sul Corpo fluido. Era un grande insegnante. Ha portato suo fratello da WGS ... e ha lasciato l'insegnamento quando la politica è diventata più importante della Marea. Stava pianificando di frequentare i corsi come uditore poco prima di morire perché, come diceva, "Amo l'Osteopatia." Era sulla metà degli ottant'anni ... così come Jacques Duval, DO, di Parigi, che ha studiato la Biodinamica con un occhio acuto fino alla sua morte. Aveva una grande capacità di amare, e mi manca davvero la sua cara amicizia ... C'è molto di più ... ma questo dovrebbe iniziare a soddisfare la richiesta di un elenco dei miei mentori ...

Quindi ... torniamo al presente.

Come pratica, possiamo disegnare immagini della Zona A, della Zona B e delle cose che sentiamo ... poi possiamo chiarire ogni disegno e fare una lista delle nostre scoperte e sviluppare il nostro linguaggio.

BIODINAMICA: COSA SIGNIFICA?

La parola "biodinamico" è stata scelta per questi corsi a causa dei parallelismi scoperti tra il lavoro di W. G. Sutherland, DO, ed Erich Blechschmidt, MD. La parola è stata introdotta in medicina dal Dr. Blechschmidt e, come vedrete, l'abbiamo estesa per includere la dinamica dei fluidi della Respirazione primaria espressa da William Sutherland, DO.

Anche se l'embriologia è alle radici stesse dell'osteopatia, nessuno a mia conoscenza ha visto le somiglianze tra le osservazioni del Dr. Blechschmidt e del Dr. Sutherland riguardo all'attività fluida interiore della creazione e della guarigione che si estende non solo in utero ma per tutta la vita.

La parola "biodinamico" ha un significato speciale quando vista dalla somma degli sforzi di entrambi gli uomini per svelare i movimenti della Vita. Entrambi gli uomini sono riconosciuti come pionieri. Entrambi, uno lavorando con la crescita e lo sviluppo e l'altro con la guarigione attraverso la trasmutazione, hanno descritto processi simili nell'attività interna dei campi protoplasmatici. Quando ho visto le somiglianze ero esaltato e dubbioso, poiché sembrava quasi inimmaginabile, ma studiando ulteriormente i parallelismi erano ovunque, inevitabili e precisi. Il miglioramento nei risultati clinici era sorprendente.

Le fondamenta dell'osteopatia sono nell'embriologia. Questo è stato dimenticato da tutti tranne che da pochi osteopati. Il segmento embriologico è stato sostituito dal segmento vertebrale. La maggior parte degli osteopati pensa alle lesioni ossee e all'azione diretta per alleviare la "pressione nervosa" come base del trattamento, piuttosto che a una consapevolezza diretta della capacità innata delle leggi naturali di esprimersi in una sinfonia di movimenti terapeutici.

Il ruolo del sistema nervoso autonomo nella malattia, come principio basato sull'embriologia, viene trascurato nel nostro pensiero e orientamento educativo. La segmentazione dell'embrione è la fondazione di come pensiamo, anche biomeccanicamente. I nostri anziani pensavano tutti da questi principi mentre cercavano di "eccitare o inibire" le funzioni degli autonomi.

L'osteopatia è un'arte applicata.

Will Sutherland era interessato all'embriologia. Incoraggiava i suoi studenti a leggere l'embriologia. Usava l'embriologia come fondamento del suo lavoro sulle estremità (vedi "Punti di Forza" nella Fase Sei). Era radicato in una conoscenza pratica dell'embriologia, come vedrai in questo e altri commenti.

Il mio primo incontro con l'embriologia è stato a Kirksville (1965) ... Ero spiritualmente impressionato dal processo di sviluppo e dalla Mente dietro tutta questa bellezza di crescita e sviluppo.

Il mio mentore della borsa di studio in anatomia, il Dr. George Snyder, scrisse articoli sullo sviluppo embriologico della fascia. Abbiamo studiato embriologia e segmentazione per essere più efficaci nella diagnosi e nel trattamento. All'epoca, il testo su cui facevamo più affidamento era quello di Pottinger, ma in tempi recenti le opere di Michael Kuchera, DO, hanno meglio servito i nostri scopi.

Successivamente, nel 1980, John Harakal, DO, allora presidente della Fondazione di Insegnamento Craniale Sutherland negli Stati Uniti, mi chiese di tenere una lezione sullo sviluppo del sistema nervoso centrale per il corso base della fondazione.

Mentre mi accingevo a rivedere e aggiornare le mie conoscenze sull'argomento, mi sono rivolto prima agli scritti del Dr. Sutherland, leggendo e rileggendo "Il giro del Minnow."

Come al solito, quando si rivedono i maestri in qualsiasi

tradizione, sembra una prima lettura ... Ci si chiede davvero se lo si sia mai letto prima.

Mentre leggevo, mi sono imbattuto nel termine "lamina terminalis" ... Non sapevo cosa fosse ... quindi ... ho provato a cercarlo ... non facilmente reperibile ... livro dopo libro di anatomia era privo di informazioni sull'argomento ... Un testo di embriologia mostrava un'immagine della lamina terminalis come la membrana che chiude il neuroporo anteriore del terzo ventricolo. Era ovvio che la lamina terminalis non fosse una conoscenza comune.

Come faceva Sutherland a saperlo? Non lo so, ma sospetto che fosse paziente nelle sue osservazioni del movimento involontario ... un compito che la maggior parte dei DO troverebbe poco interessante e noioso. Osservava senza sovrapporre le sue idee; ricorda, è stato il primo a vedere la Respirazione primaria in un contesto medico ... E non aveva nulla che lo guidasse.

Sutherland era un *pensatore e* esploratore osteopatico.

Ha scoperto ciò che la scienza non può ancora trovare ... un modello di movimento nel paziente che poteva essere apprezzato sia nella diagnosi che nel trattamento, portando la sua professione in nuovi territori. Il movimento aveva un ritmo; lo chiamò Respirazione primaria perché era diverso dalla Respirazione toracica e sembrava essere più essenziale per la vita.

All'inizio, pensavo che la lamina terminalis fosse solo il nome di un luogo, ma Sutherland la indica come un luogo da e verso il quale il sistema nervoso centrale prende il suo movimento. Come un fulcro. È un perno funzionale e una porta verso il "mare intorno a noi."

Poiché ero totalmente frustrato dalle informazioni nei libri, mi sono rivolto al bibliotecario dell'Università del New England College of Osteopathic Medicine, dove ero un professore clinico fuori sede di pratica familiare osteopatica.

Dopo migliaia di dollari e mesi di attesa, trenta o quaranta articoli da tutto il mondo che contenevano le parole "lamina terminalis" sono arrivati per posta ... La maggior parte erano vaghi, ma un articolo menzionava che la lamina terminalis era il punto in cui il torus opticus si dispiegava in una miriade di funzioni nello sviluppo del sistema nervoso centrale (vedi lezione sul sistema nervoso centrale, Fase Uno). Ero sbalordito.

Sutherland vide chiaramente l'importanza della lamina terminalis come "fulcro" per il modello e la potenza del movimento del sistema nervoso centrale, e ora scopriamo che il suo nucleo di verità era fecondo. La lamina terminalis era un fulcro per la crescita e lo sviluppo del sistema nervoso centrale, così come per molte altre funzioni (vedi Fasi Tre fino a Sei). La storia della sua chiara comprensione emergerà man mano che procediamo in questo commentario.

Will vide l'importanza della lamina terminalis e in qualche modo conosceva la sua funzione nel dispiegarsi della vita prima che la scienza dell'embriologia la scoprisse.

La mia prima lezione era, per me, una notizia entusiasmante sulla saggezza di ciò che Sutherland aveva notato e su quanto fosse profonda questa verità.

Purtroppo, non tutti pensavano che fossi brillante. Alcuni membri del consiglio erano certi che fossi pazzo. C'era panico e dubbio, tutti diretti verso di me in un turbine di rifiuto ... Ma quattro medici entrarono nel fuoco con me e sostennero ciò che avevo trovato nelle mie letture: Rollin Becker, Robert Fulford, John Harakal e Jacques Duval ... Hanno letteralmente fermato la massa irritata di esperti.

Ero confuso dalla risposta frenetica. Alcuni membri della facoltà erano così arrabbiati con me che pensavano avessi inventato tutto ... che ovviamente non ho fatto ... Stavo seguendo le parole di Will alla lettera. La maggior parte di quella lezione è nella Fase Uno.

Il mio interesse non è diminuito. Ho letto e letto ... tutti i tipi di articoli strani (per me) ... Stavo vedendo, anche se lentamente, la profonda connessione tra la Salute come ancora insegnata, la Respirazione primaria come la descriveva Sutherland, e i fluidi e le forze della creazione che dispiegano il nostro mondo embrionale interiore, come li descriveva Blechschmidt.

In altri cinque anni ero un vero "caso disperato" ... spesso sognavo che il mio embrione mi stesse parlando ... mi sono innamorato della vitalità e del dolce silenzio in cui tutto si dispiega.

I miei critici erano duri; si aggrappavano alla sicurezza del passato e alla loro posizione di insegnanti ... avevo quarant'anni. Loro avevano vent'anni in più. Ora ho sessantacinque anni e posso capire meglio i critici ... qualcosa con cui Will si è confrontato. La maggior parte dei critici sono codardi, non dibattono mai direttamente le questioni, si limitano a commentare in angoli bui. I critici mi hanno aiutato a guardare più a fondo e con più impegno e sono stati molto utili nello sviluppare queste connessioni. Hanno la mia gratitudine per avermi spinto in acque limpide.

"Un po' di conoscenza è una cosa pericolosa; bevi profondamente, o non assaggiare la fonte Pieriana" ... questa citazione è tratta da una poesia di Alexander Pope intitolata "Un saggio sulla critica" ed è stata posta nella pagina del titolo della prima edizione del libro di Will. La poesia è molto utile, poiché offre un'idea del costante rifiuto che Will ha digerito nel suo modo semplice e gentile ... È un modello che si può facilmente ammirare per la sua tolleranza e neutralità.

So che non ho detto cosa significa l'uso del termine "biodinamico" ... ma ci sto arrivando ... la storia continua ...!

Mentre la mia ricerca sull'embriologia continuava, sono stato indirizzato al "A Symposium on the Development of the Basicranium" di Blechschmidt dal mio vicino d'infanzia, Frank Willard, Ph.D. Durante tutto il percorso è stato un buon critico e ha risposto generosamente alle domande man mano che si presentavano ...

Mi sono reso conto di essere "su un ramo" ... da solo.

Ho scoperto descrizioni in embriologia che rispecchiavano i commenti di Sutherland sulle sue osservazioni ricavate dall'ascolto dei fluidi mentre rispondevano alla Respirazione primaria. Questi parallelismi si restringevano e si incontravano...

Ci sono immagini dei campi metabolici negli scritti di Blechschmidt, in particolare verso la fine del testo *Biocinetica e*

Biodinamica della Differenziazione Umana... Queste immagini descrivono le forze in azione nei campi metabolici... bene... Sono le stesse di quelle descritte da Sutherland. Le immagini nel testo di Magoun sono esattamente le stesse (pagine 100 e 101, terza edizione).

Per esempio, in una delle figure di Blechschmidt ci sono due uomini all'interno del campo fluido che si fronteggiano e spingono l'uno verso l'altro... In altre parole, i due uomini stanno portando il campo metabolico verso il "centro"... lo stesso che in un CV4 dove le forze del fluido nel fluido vengono portate a un punto centrale, creando il Neutro... attraverso il quale le terapie diventano attive.

Un'altra immagine in Blechschmidt definisce chiaramente una diffusione del campo metabolico che replica la diffusione di base di Sutherland fatta con il tocco più gentile... Questo è stato chiamato EV4 nel modello biodinamico perché la Direzione della Facilità nel campo fluido è l'opposto di quella in un CV4. Altre immagini rappresentano ciò che chiameremmo disimpegno e attività fisiologica opposta.

Quando ho visto tutto questo, la luce si è accesa ... Entrambi gli uomini, uno con un microscopio e uno con le mani, stavano osservando lo stesso processo. Sembrava troppo semplice per essere vero, ma era lì. Ero un po' sopraffatto... tutto si fermò... le partizioni caddero. L'unità era incomprensibile ... I modelli di Respirazione primaria che mi erano stati insegnati e che avevo usato per anni si frantumarono e un "respiro di qualcosa d'altro" entrò nella riva della mia piccola mente.

Intuitivamente ho sentito un calore e un'ammirazione per Still e Sutherland

... inoltre, ho visto di nuovo quanto tempo ci vuole per essere consapevoli delle leggi della natura al lavoro nei pazienti, piuttosto che aggiungere leggi "create da mani umane." Sono cresciuto in quel momento ... niente più compromessi.

Il viaggio percettivo di Sutherland è stato fondamentale per la sua comprensione. Ha dovuto cambiare il modo in cui lavorava e pensava ... Il rivestimento percettivo della sua consapevolezza è stato un compito arduo. Ha dovuto ripensare le sue formulazioni più e più volte ...

A causa di questa sintesi, ho riletto e catalogato tutti i passaggi percettivi che potevo riconoscere nel testo completo di *Contributi del Pensiero*. La chiave era l'osservatore che cambiava ... e ... essendo libero da pregiudizi.

Di cosa tratta la parola "biodinamico" ...?

Il presupposto delle forze terapeutiche interiori dentro di noi è emerso chiaramente attraverso Still e Sutherland ... così chiaramente che molti hanno deciso che si tratta solo di filosofia.

Sutherland seguiva Still quasi parola per parola. Il mio intero ingresso nell'osteopatia è stato perché mi fidavo della natura più che dei politici o degli uomini d'affari ... Quando ho letto Still, ero convinto ... Poi ho fatto domanda a Kirksville, annunciando loro nella mia domanda che stavo facendo domanda solo a una scuola e se fossi stato respinto sarei rimasto alla scuola di specializzazione fino a quando non mi avessero accettato ... Ora, circa vent'anni dopo ero lì, immerso in un mare di verità da molte fonti ... Ero esultante ... ma c'era ancora di più.

Il modello di Respirazione primaria di Sutherland era "una casa sotto il mare" con tutte le porte e finestre aperte e la Marea che si muoveva con facilità, portando forma, funzione e guarigione.

La percezione di Blechschmidt dei campi metabolici negli embrioni era che fossero biodinamici; cioè, erano un'espressione di una forza creativa esterna, extra-genetica, conosciuta solo dall'embrione ... non dagli scienziati, ma dall'embrione ... un Oceano che è attraverso di noi, creando movimenti involontari (biocinetica) e attività auto-correttive (cambio automatico).

Un Oceano. Una Casa. Trasparenza del Tutto alle forze creative.

Mentre assimilavo questi piccoli pezzi, gli anni passarono nei primi anni novanta ... ma c'è di più nella questione. Cos'è la biodinamica e cosa c'è dietro la parola!

I campi metabolici, sia negli embrioni che negli adulti,

riguardano la morte del vecchio e la costruzione del nuovo...

Metabolico ... catabolico ... anabolico ... in questo fuoco metabolico, cosa sincronizza la morte e la crescita della forma e della funzione? Cosa crea la morte e cosa trasmette il confine della funzione che si sta sviluppando? Il metabolismo non avviene senza un catalizzatore, e al livello più essenziale quel catalizzatore è sconosciuto ... Sutherland usava una parola greca antica per descrivere il cambiamento metabolico...

Trasmutazione (vedi le *Metamorfosi* di Ovidio,)... un cambiamento completo ... un cambiamento così drammatico che era simile a un cambiamento di specie, non di genere... il cambiamento è il risultato della trasmutazione.

Blechschmidt non aveva gli strumenti per andare lontano quanto Sutherland in questa direzione.

Le mani di Sutherland divennero trasparenti a questa verità. Egli stesso crebbe in una relazione intima con il mare biodinamico intorno a noi, al punto che vedeva attraverso gli effetti in un altro fulcro (causa) ... che poteva essere chiamato solo ciò che giace oltre la trasmutazione ... il respiro della vita... qui risiede il Potere della Creazione che entra nel Mare, che ha la Potenza di trasmutare la biostasi, il nemico della crescita e della guarigione, e ristabilire la freschezza.

Questi fatti possono sembrare poetici, ma i fatti stanno da soli, inalterabili, precisi e infallibili. Un mistero conosciuto solo dall'innocenza che un embrione ci rappresenta, ma un fatto concreto.

Man mano che il modello biodinamico e la metodologia crescevano dal 1978 alla metà degli anni '90, molte persone si sono nuovamente interessate all'embriologia e hanno iniziato a studiare lo sviluppo della vita.

Avverto il lettore di ricordare che Sutherland è andato oltre la forma fino alla causa che fa accadere l'embriologia... Questo è uno studio diverso da quello delle tappe embriologiche.

La biodinamica non riguarda forme o formati... riguarda le manifestazioni intime della respirazione primaria come forza creativa e terapeutica che trasmuta il vecchio e porta l'immagine del nuovo al suo posto.

Questa capacità di trasmutare sta dietro a tutto il successo nel trattamento; dietro a tutte le interfacce spaziali e temporali che si sviluppano man mano che si verificano sviluppo e crescita... attraverso l'omeostasi neutra.

Il "Mare Intorno a Noi" è biodinamico.

Finora, l'embriologia non ha raggiunto Sutherland—o Still, per quel che conta ...

Non incoraggio lo studio dell'embriologia oltre un punto di comprensione di base e di meraviglia.

Piuttosto, studia la Respirazione primaria ... Guarda dietro gli effetti ... Qual è la causa ... e quali sono i mezzi di comunicazione con quella causa e la sua intenzione?

La prova di queste verità non sta nella logica ma nel vantaggio clinico che portano alle varietà di sofferenza che un medico di campagna testimonia ... Tutti i pazienti beneficiano in molti modi da mani che diagnosticano e trattano da queste fondamenta ...

Still la chiamava Vita, "quella lenta forza vivificante che proviene da Dio."

Sutherland la chiamava Respirazione primaria ... È Una.

La biodinamica significa tutto questo e altro ancora ...

Blechschmidt scelse la parola per sottolineare che c'era una forza extra- genetica al lavoro nella creazione e nello sviluppo della vita embrionale.

Sutherland vide quella forza al lavoro come trasmutazione, proveniente dal Mare Intorno a Noi... e in ultima analisi dal Creatore.

Mescola i colori di questi due uomini e troverai la parola "biodinamico" e il suo significato.

LETTURE CONSIGLIATE

Sutherland, W. G., *Contributi del Pensiero,* The Cranial Academy, 1967.

Sutherland, W. G., *Insegnamenti nella Scienza dell'Osteopatia,* Rudra Press, 1990.

Magoun, H., *Osteopatia nel Campo Craniale,* Prima Edizione, The Cranial Academy, 1997.

Blechschmidt, E., *Gli inizi della vita umana,* Springer, 1977.

Blechschmidt, E., e Gasser, R., *Biocinetica e Biodinamica della Differenziazione Umana,* North Atlantic Books, 2012.

Blechschmidt, E., *La Base Ontogenetica dell'Anatomia Umana,* North Atlantic Books, 2004.

DeHaan, R. L., *Organogenesis,* Holt, Rinehart and Winston, 1965.

Opitz, J. M., "Il concetto di campo di sviluppo nella genetica clinica," *The Journal of Pediatrics 101,* n. 5 (1982): 805-809.

Seifriz, W., *Seifriz on Protoplasm,* un video disponibile su YouTube.

Pischinger, A., *La matrice extracellulare e la regolazione del terreno,* North Atlantic Books, 2007.

RIFERIMENTO ALLA PALPAZIONE DELL'EMBRIONE

Nel suo libro *Gli inizi della vita umana* (1977), il Dr. Erich Blechschmidt scrive:

> Lo stadio bicellulare è il sistema cellulare più elementare e primitivo dell'organismo. Le sue due cellule sono sostanzialmente interconnesse da un gap submicroscopico stretto. È il primo sito di scambio di particelle intercellulari, e per mezzo di questi movimenti molecolari (movimenti metabolici locali), che possono essere postulati sulla base della permeabilità delle membrane limitanti della cellula, i due blastomeri si aggrappano l'uno all'altro in una sorta di processo di suzione. Le forze che tengono insieme le cellule possono essere dimostrate sperimentalmente tentando di separarle artificialmente; infatti, le forze possono persino essere percepite al tatto di un dito. ... In vivo, queste forze sono certamente sostenute da funzioni metaboliche, e non semplicemente da forze meccaniche e puramente fisiche. Queste ultime non esistono nell'essere vivente, come dimostrato da numerose osservazioni. Tentare di applicare un modo di ragionare puramente formale (razionalistico), o puramente meccanico (meccanicistico), o puramente chimico (materialistico), nell'embriologia umana significherebbe confondere in modo grossolano la tecnica di studio con l'oggetto da studiare.

Blechschmidt, *Gli inizi della vita umana,* Springer, 1977.

LE FUNZIONI DEL CORPO FLUIDO

Pratico

Se riusciamo a discriminare con successo tra i vari movimenti relativi alle dinamiche del Corpo fluido, possiamo tranquillizzare la nostra mente nella comprensione di cosa rappresentano questi movimenti e cosa significano. Questa sessione pratica è puramente osservativa, tranne per il riequilibrio alla fine della sessione.

Sincronizzarsi con la Salute e mantenere una connessione vitale con la sua presenza durante l'intero esercizio osservativo. Questo previene la lesione del paziente e fornisce anche comunicazione con la coscienza del Corpo fluido, che permette di aprirsi e rivelare le sue intenzioni.

Tutte le funzioni del Corpo fluido, come le stiamo descrivendo ora, avvengono a un ritmo di due o tre cicli al minuto. Se il ritmo cambia, allora l'osservazione dettagliata delle funzioni di cui abbiamo discusso non è possibile. Se per qualsiasi motivo non sei sicuro o hai dei dubbi, consulta qualcuno che ha conoscenza ed esperienza.

L'obiettivo di questa sessione è avere un'osservazione chiara di una varietà di funzioni. Se una di queste funzioni non ti è chiara, ti preghiamo di farcelo sapere durante il laboratorio perché il nostro successo qui determina cosa accadrà nei prossimi giorni.

LESIONI DEL CORPO FLUIDO

Pratico

Prima di passare a fare un CV4 o EV4, dobbiamo esaminare lo stato del Corpo fluido, che generalmente è in lesione. È molto facile pensare che una lesione fluida sia un'onda terapeutica e seguirla fino a un punto finale. Tutto ciò non fa altro che causare più compensazione. Ma poiché il Corpo fluido entra in una pausa, spesso si pensa di essere a un punto di quiete dinamico.

Fai un elenco delle tue osservazioni relative ai modelli nel Corpo fluido. Cerca di utilizzare le informazioni che abbiamo discusso finora in questo corso. Di seguito sono riportate alcune cose che potresti notare:

1. Velocità
2. Movimento del Corpo fluido Zona A
3. Movimento del Corpo fluido Zona B
4. Fluttuazione Longitudinale
5. Fluttuazione Laterale
6. Spinta fluida
7. Dov'è il Fulcro per:
    a. La Lesione
    b. L'intero Corpo fluido
    c. La Quiete del Corpo fluido

"Vedi il punto?"

W. G. Sutherland, D.O.

RIFERIMENTI ALL'"INATTIVITÀ" NEI CONTRIBUTI DI PENSIERO

Lettura consigliata: *Contributi del Pensiero* di William Garner Sutherland. Ecco alcune brevi citazioni, con date, in cui menziona il minimo regime:

Fluttuazione del Liquido Cerebrospinale e Motilità del Sistema Nervoso Centrale - 9 aprile 1948

"Portare la fluttuazione del liquido cerebrospinale a un breve minimo nella sua fluttuazione ... Questo è ciò che stiamo cercando di fare quando diciamo "comprimere il bulbo."

Quando raggiungi il periodo di minimo, rileverai un cambiamento immediato ... Non solo nelle mani, nelle estremità, ma in tutto il viscere, nel tessuto connettivo e nella fascia. Un interscambio che avviene tra tutti i fluidi del corpo."

Tecniche per l'Incitazione e la Repressione della Fluttuazione del Liquido Cerebrospinale - 10 aprile 1948

"Stiamo portando la fluttuazione al punto desiderato, quel breve periodo ritmico di fluttuazione del corpo del liquido cerebrospinale.... È ciò che vogliamo ottenere nella "compressione del bulbo." ... portare la fluttuazione a un punto centrale nella vibrazione, il motore è al minimo, e l'interscambio tra tutti i fluidi del corpo avviene."

Diagnosi e trattamento usando la Marea - 12 aprile 1948

"Voglio che tu veda l'intera marea arrivare a quello che chiamiamo 'equilibrio', come equilibrio tra due bilance. Questo è il punto in cui il meccanismo è al minimo, né defluisce né fluisce, ma proprio sul punto neutro. Ecco perché diciamo "scambio ritmico di equilibrio."

FLUTTUAZIONE LONGITUDINALE

Quando visualizzi il modello della fluttuazione longitudinale del liquido cerebrospinale, come l'hai sperimentato nella tua palpazione in passato, a cosa arrivi?

La fluttuazione longitudinale inizia al coccige all'inizio della fase di inalazione, ascende al core-link ed entra nel forame magno a metà della fase di inalazione, fluisce in avanti, riempiendo la fossa cranica posteriore, media e anteriore con la sua potenza, e termina. Durante l'espirazione ha un modello di fluttuazione che discende dalla regione etmoidea al coccige, completando il suo percorso ellittico alla fine della fase di espirazione.

Le tensioni reciproche nei fluidi del corpo portano un modello organizzato di potenza, che è il respiro della vita che costruisce e mantiene l'architettura del corpo. Queste tensioni reciproche di potenza all'interno del fluido creano strati di tensione reciproca che poi guidano la disposizione cellulare dei tessuti, sia durante lo sviluppo che nella vita adulta. Un luogo dove questo è facilmente visibile è nello sviluppo delle meningi, dove c'è una stratificazione del mesenchima nella pia, aracnoide e dura. Quando la potenza entra nel fluido, modella il fluido e, di conseguenza, il fluido ha un'intrinseca tensione reciproca. Questa tensione reciproca del fluido si manifesta come una forza idraulica, una qualità non comprimibile che è bilanciata con la pressione atmosferica e come un continuum biomolecolare e biochimico vivente.

Avendo stabilito alcuni dei principi fondamentali che riflettono le qualità intrinseche del normale patterning, ora esaminiamo alcune irregolarità nel pattern della fluttuazione longitudinale.

Prima di discutere le tecniche di correzione, è necessario rivedere la fisiologia di base che detta queste tecniche. La membrana di tensione reciproca, il suo modello e la sua forma, devono essere compresi. Il tentorio del cervelletto è una struttura a forma di piramide; la base della piramide si allarga durante la fase di inalazione in modo che l'angolazione tra i lati del tentorio diventi più ottusa. Durante l'espirazione diventa più stretta alla base e gli angoli sono più acuti. Il Dr. Sutherland scoprì che se questa membrana di tensione reciproca viene mantenuta in una posizione di espirazionc, allora alla fine l'intero sistema, compresa la motilità intrinseca del sistema nervoso centrale e la fluttuazione del liquido cerebrospinale, si allineerà con il modello che l'operatore sta introducendo nel meccanismo. Il Dr. Sutherland osservò che se teneva l'area occipitale in estensione, il meccanismo si sarebbe lentamente calmato fino a una piena espirazione e punto di quiete e poi avrebbe ricominciato; durante questo processo ci sarebbe stato uno scambio all'interno del corpo su molti livelli di fisiologia che stimolava il sistema immunitario, il sistema linfatico, il sistema nervoso... in effetti, influenzava profondamente l'intera fisiologia. Una tecnica che chiamò CV4 fu progettata per stimolare e ripatternare la fisiologia del corpo. Il Dr. Sutherland scoprì anche che mettendo il meccanismo nel suo modello di inalazione, cioè influenzando le ossa e le membrane in modo che il tendone diventi più appiattito, alla fine il sistema si porterà a un punto di quiete e una sorta di Neutro sarà percepito nel fluido con un ripatternamento di alcune delle irregolarità nel liquido cerebrospinale. Sentiamo più comunemente parlare di questo tipo di tecnica in termini di rianimazione di pazienti che hanno perso il battito cardiaco e la respirazione, e quindi il meccanismo deve essere, per così dire, pompato di nuovo, facendo oscillare le ossa temporali e in alcuni casi tenendo le ossa temporali in rotazione esterna. Tuttavia, il principio di cercare di rianimare questo meccanismo, portandolo in una posizione di rotazione esterna e influenzando il meccanismo in quella direzione e poi riportandolo alla rotazione interna, è mirato a stimolare la fluttuazione longitudinale del liquido cerebrospinale attraverso questa flessione e estensione alternata. Queste tecniche di rianimazione che descrisse erano per ristabilire il respiro della vita.

Esiste una tecnica che è estremamente utile e più confortevole nelle condizioni ordinarie della pratica generale. Come descritto in precedenza, ci sono diversi tipi di irregolarità nella fluttuazione longitudinale del liquido cerebrospinale; queste possono essere diagnostiche. Questa particolare tecnica consente una visione diagnostica più semplice. Apre il meccanismo molto lentamente e permette al medico di rimanere in modalità diagnostica durante tutta la procedura. Questo è estremamente utile per valutare quanto bene la fluttuazione longitudinale del liquido cerebrospinale possa riprendersi da un'irregolarità nel suo schema. È anche utile per valutare la quantità di inerzia in quell'irregolarità. Siamo in grado di scoprire con quanta facilità il meccanismo sarà in grado di correggersi, e, a livello diagnostico, questo può darci un'idea di quanto profondamente questa irregolarità nella fluttuazione del liquido cerebrospinale possa essere radicata nella fisiologia del paziente. Alcuni pazienti risponderanno abbastanza rapidamente e altri risponderanno lentamente. La capacità di adattamento di ciascun individuo alle modalità di stress è diversa. Una diagnosi è un evento molto individualizzato. Come clinici, dobbiamo sapere quanto sarà facile riportare questo sistema alla normalità. Utilizzare queste tecniche e rimanere in un quadro mentale diagnostico può essere estremamente utile per sapere a quale livello potremmo voler entrare in comunicazione con il paziente, e anche quale livello di supporto aggiuntivo il paziente potrebbe aver bisogno a seconda di quanta resistenza vediamo nel sistema. Questa tecnica è una che porta molto delicatamente e lentamente il sistema nella sua modalità di inalazione in modo da influenzare la struttura ossea e membranosa per entrare in un modello di inalazione. Lo facciamo molto delicatamente e sincronicamente in modo da poter monitorare la qualità della risposta nel sistema e la facilità con cui quel sistema è in grado di autoregolarsi. D'altra parte, se cerchiamo di forzare questi cambiamenti nella fisiologia, non daremo al sistema nervoso centrale il tempo di adattarsi alle influenze e potremmo finire per ottenere un rilascio emotivo nel paziente che non è terapeutico.

Questa tecnica fondamentalmente comporta il posizionamento dei due quinti dita insieme sulla linea mediana sotto l'occipite, appena sotto l'unione, e portare l'osso occipitale in una leggera flessione—direi cercando di influenzare l'osso occipitale in flessione fino a quando sentiamo un cambiamento molto, molto lieve nel fluido, e poi aspettiamo. Durante il tempo in cui aspettiamo, manterremo la nostra osservazione sull'articolazione a linguetta e scanalatura tra il basioccipite e l'osso occipitale e l'osso temporale. Aumenteremo quindi il diametro trasversale attraverso gli angoli laterali delle ossa occipitali (che è il movimento opposto a quello che facciamo in un CV4) in modo da aprire effettivamente il diametro trasversale attraverso gli angoli laterali e fuori attraverso l'asterion, appiattendo così la tenda e stimolando la fase di inalazione del meccanismo respiratorio primario. Avendo incoraggiato questo aumento del diametro trasversale, inizieremo a sentire una cedevolezza nelle ossa temporali, momento in cui possiamo sollevare delicatamente le nostre forze in avanti attraverso l'osso occipitale verso la sutura metopica, il che porterà a una leggera rotazione esterna delle ossa temporali e permetterà al sistema di adattarsi e coinvolgere l'intera fisiologia in modo che alla fine otteniamo questa bella sensazione neutra in tutti i tessuti attraverso l'intero meccanismo, incluso il fluido, e arriviamo a un punto di quiete. Successivamente, vediamo una riprogrammazione della fluttuazione longitudinale. Se ciò non si verifica, rappresenta un problema seriamente ostinato. Quanto facilmente la fluttuazione longitudinale nel liquido cerebrospinale si riprogramma è diagnostico. Continuiamo a fare osservazioni dopo il punto di quiete per tre fasi di inalazione per avere un'idea di come il patterning in quella fluttuazione longitudinale cambierà o non cambierà, e poi, naturalmente, una visita di follow-up diventa imperativa perché dobbiamo vedere se questo cambiamento è sostenuto nel tempo. Spesso potrebbe non esserci molto cambiamento nella fluttuazione longitudinale al momento del trattamento, ma quando il paziente ritorna, un cambiamento è evidente. Rimane un argomento di stupore per me quanto sia gentile e subliminale la saggezza intelligente di questo meccanismo. Può portare il paziente in equilibrio entro un lasso di tempo accettabile per l'intero sistema nervoso in termini di cambiamento nella psiche e nel soma. È nostro compito come clinici seguire quella saggezza e usare la nostra comunicazione con quella saggezza come strumento diagnostico in modo da percepire cosa questo meccanismo sta cercando di dirci sulla qualità del cambiamento in questo paziente. Tuttavia, dobbiamo anche essere consapevoli del fatto che in alcuni casi le cose non cambiano perché non abbiamo applicato correttamente la tecnica o abbiamo usato una tecnica terapeuticamente quando avrebbe dovuto essere usata diagnostica. È importante per il clinico non avere aspettative terapeutiche sull'effetto di una tecnica specifica fino a quando non l'ha portata attraverso la sua fase diagnostica, sia essa breve o lunga, in modo che sappia se questa tecnica è stata terapeutica o se è stata diagnostica. È molto importante tenere questo a mente in ogni momento. Se la tecnica non funziona, non significa che ci sia qualcosa di sbagliato nel paziente, né significa che ci sia qualcosa di sbagliato nella nostra osservazione, ma significa che dobbiamo osservare questo paziente più a lungo e più profondamente e cercare altre chiavi che ci aiuteranno a sapere dove posizionare le nostre influenze in una direzione tale da poter reintegrare il paziente in un'unità funzionale.

Da questa discussione si può vedere che comprendere l'anatomia e la fisiologia del sistema è assolutamente imperativo nell'uso delle tecniche e che, se non comprendiamo esattamente cosa queste tecniche sono progettate per fare, applicarle non sarà di grande utilità per noi a livello diagnostico.

L'uomo è trino. Ha un corpo, un'anima e una mente. Le persone non sentono un senso di benessere a meno che questi tre aspetti non funzionino come un'unità, non divisi! La fluttuazione longitudinale è intimamente connessa con i campi percettivi e l'esperienza sensoriale dell'Anima. Un modello di irregolarità può limitare gravemente il senso di sicurezza, protezione e amore di una persona.

ATTIVITÀ FLUIDE

1. Due cicli e mezzo al minuto è principalmente un'onda fluida.
2. Questo è un movimento interno all'interno di tutti i fluidi corporei.
3. Fluttua e cicla.
4. Può spostare automaticamente la sua leva terapeutica da un sito all'altro.
5. Ha fulcri per l'autoregolazione.
6. Genera fulcri per eventi di autocorrezione.
7. La Potenza della Marea all'interno del fluido è un effetto del respiro della vita, ma non è il respiro della vita stesso. Questo è importante.
8. I fluidi sono decisivi nello sviluppo embrionale e nel processo di guarigione.
9. Nella fluttuazione longitudinale (fase di inalazione) si possono apprezzare le intenzioni della Marea.
10. Il ritmo dominante alla morte è di due cicli e mezzo al minuto, cedendo lentamente alla Lunga Marea.
11. Le forze fluide non riconoscono confini razionali tra struttura e funzione; è *forma.*

SEMI EMBRIOLOGICI

1. Le nostre esplorazioni e il nostro interesse non dovrebbero essere limitati dai modelli.
2. L'embriogenesi non è modulata dal sistema nervoso centrale. Le forze all'interno dei fluidi prendono decisioni.
3. Il "sé" del sistema immunitario appare prima del sistema nervoso centrale e prima che venga creato il "non-sé".
4. Stiamo cercando la Salute; stiamo tentando di seguirne la direzione momento per momento mentre crea consapevolmente un movimento vivente verso la perfezione.
5. La Salute è l'emergere dell'Originale, genio creativo della vita, non un risultato di rimedi creati dall'uomo.
6. Le forze dell'embriogenesi diventano le forze di guarigione nell'adulto.
7. Il rimodellamento non è limitato dall'età, ma contiene elementi di priorità e tempo. Utilizzare il modellamento nei pazienti anziani può essere straordinario.
8. I cambiamenti del tessuto in risposta alle Forze di marea sono diversi dai riflessi modulati dal sistema nervoso centrale. Non siamo in contatto con un mondo di riflessi.
9. La facilitazione nel sistema nervoso centrale, nel midollo spinale e nei geni è un precursore della malattia. La Marea lavora direttamente per calmare questo processo e modificarlo.
10. Coltivare l'omeostasi.

TENSIONI RECIPROCHE

Come medici osteopati, siamo tutti diventati familiari con l'esperienza sensoriale di palpare la tensione reciproca all'interno dei tessuti del corpo. L'idea del Dr. Sutherland di una membrana a tensione reciproca si presta sia a tecniche palpatorie che di trattamento, rivelando direttamente al medico un mondo di fulcri, equilibrio e limiti. All'interno del cranio si può palpare un sistema durale che espone facilmente i suoi fenomeni tensili e il suo "fulcro sospeso che si sposta automaticamente."

Questo fulcro, che prende il nome dal suo scopritore, William G. Sutherland, si trova all'incrocio della grande vena di Galeno e del seno retto. Il suo cambio automatico è limitato dalle forze di marea che controllano il movimento fisiologico dei tessuti. Il sistema osseo organizzato ha limiti che supportano il movimento intrinseco del sistema nervoso centrale. Questo movimento sincronizzato di ossa, membrane e sistema nervoso centrale supporta a sua volta lo scambio biochimico all'interno di tutti i fluidi del corpo. Questo è, naturalmente, fondamentale per il pensiero osteopatico.

Come medici esperti nel riconoscimento della potenza tensiva normale e del suo naturale range di movimento, siamo conseguentemente diventati consapevoli dei modelli non salutari riflessi come fenomeni di inerzia all'interno del corpo. Abbiamo anche familiarità con le tecniche di trattamento che risolveranno i fenomeni di inerzia se possiamo stabilire correttamente un nuovo stato di equilibrio che replica il fulcro sospeso a cambio automatico di un sistema sano. Questo nuovo fulcro ha la qualità di uno stato neutro di equilibrio, che, quando stabilito nel tessuto inerziale, permette alle forze interne, cioè le forze auto-correttive, di spostare le forze tensili inerziali attraverso un fulcro neutro di nuovo in una tensione reciproca in movimento. Questo movimento appena stabilito può o non può raggiungere il fulcro originale perfetto. Il movimento all'interno di questo nuovo fulcro riflette una risoluzione dell'inerzia ma allo stesso tempo rappresenta il riconoscimento e i limiti delle esigenze dell'intera matrice della tensione del corpo nel suo insieme, quindi un ideale può o non può mai essere raggiunto. Tuttavia, anche in questo stato in qualche modo compromesso, tutte le funzioni fisiologiche che erano tenute statiche all'interno del modello inerziale sono ora libere di muoversi e ripristinare la salute a tutti i tessuti del corpo.

Il nostro lavoro, quindi, è spesso quello di trovare queste condizioni di inerzia e di individuare un punto neutro o un fulcro attorno al quale il movimento possa essere organizzato per ristabilire la salute. Avendo compreso questo concetto fondamentale, ci poniamo le domande sull'uso terapeutico del fluido e della potenza! Come chiaramente affermato da A. T. Still, la nostra capacità di assistere nel ristabilire la salute è limitata dalla nostra capacità di percepire la funzione normale. Tutti i sistemi all'interno del corpo funzionano in modi meravigliosamente simili, e ciò che vorrei proporre è che forse possiamo osservare il fluido e la potenza all'interno del corpo umano e applicare esattamente le stesse leggi che applichiamo alle membrane di tensione reciproca. Forse scopriremo che c'è un fulcro sospeso che si sposta automaticamente nel fluido e nella potenza.

William Sutherland una volta ha posto la domanda: "Vedi il fulcro della fluttuazione del liquido cerebrospinale? Vedi il fulcro nella fluttuazione del liquido cerebrospinale? Vedi il punto? Vedi il punto?" Il Dr. Sutherland rifletteva frequentemente su una spinta fluida e una potenza—una potenza inerente al fluido che portava con sé, nelle sue leggi naturali, un potere organizzativo che aveva un'abilità straordinaria ma prevedibile di guarire.

Molti studenti, quando incontrano questo concetto di fluido e potenza, diventano piuttosto nervosi e sentono di non sapere come "arrivarci" e diventano piuttosto frustrati. La maggior parte degli studenti inciampa sul concetto di fluttuazione del fluido, spinta fluida e potenza ed entra in questo mondo semplice con molte domande e molti fraintendimenti. Spesso si sente dire: "Voglio lavorare di più con il fluido o la potenza ma non riesco ad arrivarci." Se hai la capacità di stabilire un neutro nel tessuto inerziale e la capacità di vedere un cambiamento in atto, allora hai visto gli effetti dell'interazione di tessuto, fluido e potenza come un'unità di funzione attraverso un fulcro. Se hai osservato attentamente un Neutro, vedrai che deve essere correlato a tutti i livelli di funzione, incluse le forze generative più sottili.

Osserveremo molto lentamente e con molta pazienza i fulcri all'interno del fluido e della potenza. Smantelleremo un'unità di funzione e osserveremo i processi separati in azione. Questo sarà un esercizio di osservazione progettato per avviare separatamente il Neutro all'interno del tessuto, all'interno del fluido e all'interno della potenza in modo che possiamo vedere queste qualità e testimoniare le leggi naturali più chiaramente. Più siamo in grado di separare queste funzioni, più saremo in grado di comprendere l'intenzione delle Forze di marea, sia direttamente che indirettamente, attraverso la nostra applicazione di forze che la coinvolgono in una conversazione. Allo stesso tempo, dobbiamo realizzare pienamente che quando questi fulcri sono sincronizzati possiamo sperimentare risultati straordinari usando forze quasi subliminali che ci riflettono quasi nessun potere e tuttavia producono risultati che sfiorano il miracoloso. Sono questi tipi di esperienze straordinarie, come le chiamava il Dr. Sutherland, che ci mantengono come medici in un campo di umiltà che ci permette di usare l'indiretto ma di essere pronti in ogni momento a cedere all'influenza diretta del respiro della vita.

Prima di iniziare le nostre osservazioni, è importante esplorare un po' più a fondo questa idea di tensione reciproca ed espanderla per includere fluido e potenza. Come abbiamo già discusso, la membrana di tensione reciproca ha certe qualità. Sappiamo che la tensione reciproca ha dei limiti. Ha un raggio d'influenza prescritto e si confina a campi geometrici che chiamiamo anatomia. Sappiamo anche che le tensioni reciproche all'interno dei tessuti hanno fulcri sospesi che cambiano automaticamente. Nel cranio si spostano direttamente attorno a un punto di potenza chiamato Fulcro di Sutherland. Quando ci spostiamo verso la periferia, questi fulcri sospesi che cambiano automaticamente rappresentano il centro funzionale della notochorda al centro del nucleo polposo di ciascun segmento. Sappiamo che questo cambio automatico e questi fulcri sono organizzati in modo tale da permettere alla vita di funzionare come un tutto unificato.

Supponiamo, invece di dire membrana di tensione reciproca, che vi dicessi "fluido di tensione reciproca", e lasciaste che questa idea di fluido di tensione reciproca si posi nella vostra mente e allo stesso tempo immaginate la vostra esperienza con la membrana di tensione reciproca. Fluido di tensione reciproca.

P A U S A.

Non avremmo un fulcro sospeso che si sposta automaticamente al punto di equilibrio nel fluido?

Non avremmo un fulcro attorno al quale la potenza della spinta fluida fosse in grado di manifestare le sue forze idrauliche? La fluttuazione del fluido ha limiti nel suo raggio di movimento, o fluttuazione, e questo raggio di fluttuazione è solitamente limitato da un tessuto, ma può essere limitato da un campo elettromagnetico; in entrambi i casi, i limiti all'interno delle fluttuazioni del fluido sono costruiti in modo tale da supportare la tensione reciproca sia nella membrana che nella potenza. Tutti noi, spero, abbiamo a questo punto lavorato con la fluttuazione laterale del liquido cerebrospinale, che è autolimitante non solo nel suo stato naturale ma anche in uno stato di eccitazione. Abbiamo anche notato che la potenza all'interno del fluido può passare attraverso il fluido e la membrana, come si vede quando usiamo tecniche che dirigono la Marea. Abbiamo visto che la potenza del fluido è limitata dai limiti funzionali della matrice organizzativa del corpo, che appare infine come lo stato più denso della vita che chiamiamo anatomia. Vale a dire che il campo elettromagnetico nella potenza può organizzare il fluido fino a un punto tale che avviene una condensazione e appare una struttura; questo è il fondamento dell'embriologia e dei meccanismi autocorrettivi. Se facciamo la stessa domanda sulla potenza, e se ti dico potenza di tensione reciproca, o se ti dico potenza tensiva, o potenza tensiva reciproca o potenza tensiva reciproca, e pensi al fluido e alla membrana e alle loro tensioni reciproche e tieni tutto questo nella tua mente, a cosa arrivi?

P A U S A.

Non potremmo dire che il concetto che abbiamo usato per la membrana di tensione reciproca e il fluido di tensione reciproca potrebbe applicarsi anche alle forze tensili della potenza? La potenza ha una qualità tensiva. La potenza è equilibrata reciprocamente attorno a un fulcro, ed è limitata nel suo schema geometrico di quel sistema (anatomia). La potenza, quando usata terapeuticamente, si limita. La potenza si concentra e le sue forze risponderanno all'applicazione di forze che la pongono in neutro o in uno stato in cui è libera di muoversi. Questo Neutro può essere stabilito nell'inerzia tensiva di un campo all'interno della potenza; quando sentiamo questa inerzia e questa immobilità contenente la potenza, molto spesso abbiamo la sensazione che il tessuto sotto la nostra mano si sia condensato, che sia molto, molto denso, abbia perso la sua forza vitale o sia diventato pietra vivente, o che il suo spazio extracellulare sia diventato statico. L'effetto finale è una sensazione sotto le nostre mani di un "campo appassito." Per rimanere in salute, il tessuto deve essere irrigato ma il fluido non può essere morto. All'interno del fluido deve esserci una forza vitale, un intero mondo biochimico elettromagnetico che è invisibile a noi e tuttavia ha forma e organizzazione e tensione reciproca. Questo deve essere presente all'interno del fluido per fornire la matrice invisibile attorno alla quale il mondo molecolare può organizzarsi e mantenere un livello soddisfacente di funzione e integrità anatomica. Penso che la cosa che più comunemente perdiamo di vista quando pensiamo alla potenza è che la potenza è direttamente responsabile della forma del corpo umano. La forma umana originariamente è il sottoprodotto della potenza tensiva reciproca che produce la matrice architettonica di tutti i sistemi corporei, compreso il biochimico, e rappresenta le intenzioni creative invisibili del Maestro Meccanico.

Tutte le tensioni reciproche sono limitate. Nulla vaga senza controllo nel mondo naturale. I limiti naturali creati dalle tensioni reciproche mantengono il design del corpo. Creano anche il design della nostra biochimica, dove abbiamo limiti nel pH del nostro sangue e nella concentrazione di ioni potassio. Abbiamo un range di movimento attraverso il quale il nostro zucchero nel sangue è normale. Questa tensione reciproca che limita e guida ci dà una divisione del lavoro all'interno del corpo, e quando è sana e organizzata come un'unica unità di funzione è una cosa bellissima da osservare. È una cosa silenziosa che si muove come il vento, che si muove naturalmente come tutte le creature viventi che sono nel loro stato naturale. Un enorme elefante che si muove attraverso la boscaglia nella natura selvaggia dell'Africa non fa alcun rumore.

Quando questo meccanismo è libero di funzionare, abbiamo simultaneità, sincronicità e quiete percepite come movimento aggraziato. È questo movimento aggraziato che ci permette come medici osteopati di riconoscere che la matrice originale si sta esprimendo e che il nostro compito è stato completato.

Tutti gli esseri viventi, compreso l'uomo, vivono all'interno di uno sfondo che nutre il loro bisogno. Da questo sfondo emerge un mondo di interdipendenza, pieno di espressioni infinite bilanciate dalla tensione reciproca, e manifestando una somiglianza che tutti gli esseri viventi condividono. Quando ci uniamo a questo sfondo come medici, troviamo un Mondo Vivente, indiviso, profondamente ordinato MA

SINGOLARE! L'uomo è trino, e smantellare l'unità significa portare inerzia nel nostro lavoro.

Le tensioni reciproche nel fluido, nella membrana e nella potenza sono un evento singolare e rimarranno per sempre tali, indipendentemente dalla nostra miopia.

Per apprendere la legge naturale, sia in concetto che in palpazione, smantelleremo questa meravigliosa e bella Unità di Funzione, ma ricordiamoci sempre che questo smantellamento è il nostro tentativo di sviluppare modalità diagnostiche e terapeutiche sicure, prevedibili e intelligenti per i nostri pazienti. La nostra responsabilità più essenziale è fidarci della Saggezza del Tutto della Vita. Siamo esseri umani, uguali e affini a tutti coloro che cercano il nostro consiglio.

UN APPUNTO DAL STANCO

È con profonda tristezza che scrivo anche solo questa nota.

Dalla concezione di questo programma, il materiale sia dei manuali che dei corsi pratici ha trovato la sua strada in alcuni programmi Craniosacrali. Ho osservato questo stupro dell'osteopatia con osservazione dettagliata e precisa per molto tempo, sperando di sbagliarmi. Sono assolutamente sicuro che questo esodo massiccio di materiale avviene senza alcun rispetto per la nostra professione, l'autorialità o per i confini che sono così importanti nella Vita.

Il materiale qui è un'opera creativa originale del mio impegno, e mentre sono acutamente consapevole della Fonte e delle vite che l'hanno nutrito, mi è stata data la responsabilità di organizzare e progettare il metodo alla luce dell'attuale corso della professione.

Tutti gli aspetti, compreso il linguaggio, sono protetti da copyright e tutelati dalle leggi. Questo ovviamente non significa nulla per coloro che prendono senza alcuna coscienza. Ma... non si tratta di legalità... si tratta di rispetto per le tradizioni e il loro valore intrinseco e i confini. Si tratta di praticare la medicina osteopatica senza una formazione adeguata. Con tutto il lavoro craniosacrale in corso, raramente c'è un riferimento a un DO... solo uno, in dieci anni, da 120 DO che ho chiesto. Questo significa che i pazienti sono protetti da cure esperte... perché? Ho fatto tutto il possibile per prevenire questo... alcune persone che ho affrontato non hanno alcun rimorso nel rubare dalla Madre Osteopatia. Questo accade in parte perché le nostre istituzioni professionali non ci proteggono in alcun modo. Ma vedo anche chiaramente che l'inganno è una competenza che viene ammirata nel mondo di oggi... tristemente, siamo tutti umani e dobbiamo essere consapevoli di noi stessi... l'autoconsapevolezza ora viene sostituita dall'ideologia, e, sfortunatamente, alcune persone non si fanno scrupoli a usare "Beni Rubati."

Quindi ... sono stato costretto da persone in questa professione e da fuori a rifiutare l'ammissione a qualsiasi corso a qualsiasi DO o MD che passerebbe questo materiale a persone del Craniosacrale.

L'osteopatia non è una prostituta per l'insensatezza che altri trovano nelle loro vite, che porta all'astuzia e all'inganno dei loro studenti. Faccio parte dell'umanità, e come membro sono triste che ci manchi la comprensione che la Marea vuole da noi. Per diventare come bambini dobbiamo essere meno astuti degli adulti intorno a noi.

Questa è la mia opinione degli ultimi venticinque anni di osservazione, attesa, ascolto e notando libri sulla Biodinamica da persone non formate in Osteopatia ... che contrasto con i miei mentori ... che hanno dato il loro sangue per la Salute di questa professione.

Il cuore umano è molto debole ... È nostra responsabilità essere gentili ogni volta che è possibile ... Capisco che la lesione in causa qui è insita in tutti noi ... Ma dobbiamo crescere ed essere disposti a perdere tutto piuttosto che promuovere abilità diluite che possono essere dannose per tutti.

Abbiamo il diritto di essere una professione separata, e per una buona ragione: è fantastico.

Ti prometto che cercherò di essere il più reattivo possibile.

Non potevo scrivere questo finché non ero libero dalla rabbia e dalla polarizzazione ... ci sono voluti anni.

James Jealous, D.O., circa 2011

C'è di più, più di quanto la mia vita possa contenere, ma per coloro che amano l'osteopatia, ho scritto questo per voi, e nessun altro ... Grazie!

BIODINAMICA DELL'OSTEOPATIA COLLANA

Questo volume fa parte di una collana di dodici libri dedicati alla Biodinamica dell'Osteopatia. Si raccomanda di leggere l'intera collana nell'ordine previsto, poiché ogni volume si basa sulla comprensione acquisita nei precedenti.

Si raccomanda inoltre di affidarsi a insegnanti e mentori esperti, affinché possano aiutarvi a fare esperienza della piena profondità delle informazioni qui presentate.

La collana completa comprende i seguenti volumi:

La Fase Uno riguarda il movimento involontario, presente sia nell'intero organismo sia nella lesione. Impariamo a sincronizzarci con la respirazione della Respirazione Primaria prima di intraprendere qualsiasi trattamento. Questa sincronizzazione è la chiave per lavorare con ritmi stabili senza irritare il sistema. Il principio della sincronizzazione con un aspetto sano del paziente permea l'intero programma di insegnamento. Tale sincronizzazione sposta la nostra consapevolezza a un diverso livello di ricettività, consentendoci di percepire la Respirazione Primaria anziché il campo della lesione e conducendoci, infine, a comprendere l'intenzione della Respirazione Primaria.

La Fase Due riguarda la comunicazione con le leggi naturali della guarigione che regolano l'attività a un ritmo di 2-3 cicli al minuto. Ci sincronizziamo con la respirazione della Respirazione Primaria e aggiungiamo anche la capacità di percepire il fulcro, la Quiete attraverso la quale la respirazione crea forma e funzione. Si tratta di un tipo di sincronizzazione diversa rispetto a quella della Fase Uno, che ci porta a una consapevolezza più profonda. Quando ciò avviene, il trattamento si esprime automaticamente. Il punto finale del trattamento, rispetto alla Fase Uno, rivela diverse differenze. Scopriamo che questo tipo di sincronizzazione lavora esclusivamente con il corpo fluido e che il risultato del trattamento è più completo rispetto a quando si lavora solo con i tessuti.

La Fase Tre è incentrata sulle attività della Marea Lunga (ciclo di 100 secondi). Esploriamo una forza terapeutica intrinseca già presente nel campo della lesione. Impariamo che il sistema durale non è composto da tre falci, ma da una serie di pieghe all'interno di un sacco, che si sviluppano durante la crescita e lo sviluppo. Scopriamo la relazione tra i sacchi durali superiore e inferiore, rendendoci conto dell'indipendenza di due tentori del cervelletto separati. Realizziamo che la zona D, l'orizzonte e il Filo (lungo il quale la Marea Lunga si muove nel suo corso terapeutico previsto) sono tutti collegati come leggi naturali appartenenti a questo livello della Respirazione Primaria.

La Fase Quattro si concentra sulla Linea Mediana, un luogo in cui le relazioni spaziali si esprimono nella loro totalità. Essa ci sincronizza e ci centra, rendendoci consapevoli della Zona D e della Quiete Dinamica. La Quiete del Terzo Livello, nella Fase Quattro, è diversa dalla Quiete delle altre Fasi: siamo centrati dalla Quiete che si trova al centro della creazione. La nostra intenzione viene sostituita dall'intenzione della Marea, che può favorire il nostro percorso spirituale.

Nella Fase Cinque, ci concentriamo sul viso. Avvicinandoci al viso, utilizziamo tutti i principi che abbiamo appreso nelle Fasi Uno, Due, Tre e Quattro. Lavoriamo con lo spostamento automatico e notiamo differenze rispetto ai vecchi modelli di osteopatia nel Campo

Craniale. Sincronizzandoci con la presenza terapeutica della Marea Lunga, esploriamo ciò che possiamo apprendere dal viso attraverso questa prospettiva. Lavoriamo anche con le Suture, la Quiete Dinamica e l'Ignizione.

La Fase Sei è la continuazione del nostro viaggio nella Totalità che genera la vita e trasmette forze terapeutiche in grado di trasmutare le lesioni una volta che il Neutro è espresso. È un insieme di attività incentrate sulla presenza esterna della Respirazione Primaria, intesa come forza non biologica dotata di una propria personalità. Continueremo inoltre a esplorare le suture e passeremo poi alle estremità, prima in termini embriologici e poi secondo l'insegnamento di Sutherland nella sua opera PowerPoints. La Fase Sei è il momento per costruire la tua comprensione della Marea e affinare le tue capacità.

La Fase Sette mette in evidenza la Salute. Il famoso commento del Dr. Still, "Trova la Salute; chiunque può trovare la malattia", ha tormentato molte menti nel corso dell'ultimo secolo.

Arriviamo a una visione chiara di diversi aspetti interiori della Salute: l'Amore ... la luce liquida ... e una matrice di diamante. Viene trattato un approccio per il paziente terminale e morente. Nella sensazione somatica della Marea che attraversa la Casa sotto il Mare, la nostra consapevolezza viene trasmutata dalla Salute. La lesione è vista come un atto precognitivo della Salute. La Respirazione Toracica, la Respirazione Primaria e l'Ignizione sono una cosa sola. Il paesaggio è vasto ... e i principi della guarigione sono ancora più sostanziali di quanto li avessimo sperimentati prima.

La Fase Otto è un'esplorazione più profonda delle Suture, dello Scambio Ritmico Bilanciato e della Fiamma dell'Intenzione come modalità terapeutica. La Fase Otto rappresenta il culmine della nostra consapevolezza della Totalità e ci conduce, infine, alla Presenza Divina, all'Amore Incondizionato e all'Unità. La Marea vivente domina la consapevolezza, mentre le forme si ritirano sullo sfondo. Il Respiro della Creazione viene percepito dentro di noi come il Centro della Totalità. Si percepisce il proprio dispiegarsi mentre si viene creati. La nostra coscienza è un dono; non ci appartiene e, se cerchiamo di controllarla, perdiamo la Totalità.

La Fase Nove è il momento in cui siamo in grado di valutare e trattare pienamente il Sistema Nervoso Centrale e l'Occhio. Affrontiamo inoltre il Fuoco e la modalità terapeutica dello Shakedown. La vera azione nasce dall'Amore e rende possibile la nostra percezione. Questo Amore è un annullamento di sé e, per sua stessa natura, ci permette di Servire come parte del Perfetto. La percezione può essere impiegata per Servire qualcosa di più grande di noi. Abbiamo cercato di entrare in quel punto di equilibrio tra il Perfetto e la Malattia... un punto in cui il tutto è sostenuto dall'Amore, mentre quest'ultimo opera per incarnare il Completo. In questo punto di equilibrio dell'universo risiede l'Intenzione della Marea, che segue il movimento della distorsione per ricondurla a una relazione Vera con il Progetto della Vita.

Pediatria Uno esplora il modo in cui i bambini crescono come un tutto e non per compartimenti, come talvolta si tende a credere. I bambini vivono nella Direzione della Facilità del movimento presente nei loro campi metabolici fluidi; in caso contrario, si sentono a disagio e necessitano di assistenza. Il tuo trattamento sostiene realmente l'Interezza, oppure presume semplicemente di farlo? Comprendiamo che i bambini non sono adulti e non possono essere trattati come tali. Affrontiamo la modalità terapeutica del Luogo d'Incontro, i periodi prenatale e postnatale, il trattamento del bacino durante la gravidanza, le malposizioni fetali e il parto.

Pediatria Due approfondisce la consapevolezza percettiva necessaria per avvicinarsi al trattamento dei bambini. Approfondiamo la nostra comprensione della Totalità, dei tre livelli di Quiete e del Luogo d'Incontro. Affrontiamo il concetto di Neutro del Deserto, nel quale l'azione terapeutica passa nella sostanza neutra e si rivela come un mistero: il Respiro dell'Amore Divino si riversa come forza terapeutica su un paesaggio desertico notturno, colmandolo e senza lasciare alcun effetto visibile. Approfondiamo ulteriormente il trattamento del bacino e dell'utero durante la gravidanza. Esploriamo la Respirazione Toracica, la Respirazione Primaria nei bambini e il Cerchio Familiare.

Pediatria Tre prosegue lo studio del Flusso terapeutico dell'Attenzione. Approfondiamo la Quiete del Terzo Livello e il Luogo d'Incontro. Il Luogo d'Incontro è facilmente frainteso... il nostro osservatore deve essere così immobile e neutrale da poter osservare il processo mentre si svolge. Il Sistema Nervoso Centrale del bambino può finalmente essere affrontato ai fini della valutazione e del trattamento. Esploriamo la dentizione e la cosiddetta "testa bloccata". Utilizziamo la modalità terapeutica della Fiamma dell'Intenzione e la sua connessione con il Respiro della Vita. Tutto è trasparente al Respiro della Vita.

L'AUTORE

James Jealous, D.O. (1943–2021) è stato un medico osteopata, insegnante e autore. L'opera della sua vita è stata la fondazione e lo sviluppo della **Biodinamica dell'Osteopatia**, una metodologia originale da lui elaborata nell'ambito dell'osteopatia, in continuità con l'eredità del Dr. A.T. Still e del Dr. W.G. Sutherland.

Nato a Saco, nel Maine, crebbe a stretto contatto con l'osteopatia, poiché suo padre era un medico osteopata. Studiò presso il Kirksville College of Osteopathic Medicine nel Missouri (oggi A.T. Still University of Health Sciences), dove conseguì la laurea nel 1970. Successivamente aprì il proprio studio nel Maine rurale, esercitando come medico osteopata di assistenza primaria.

Con il passare degli anni, il Dr. Jealous riconobbe profondi parallelismi tra il lavoro dell'embriologo Dr. Erich Blechschmidt e quello del medico osteopata Dr. William Garner Sutherland. Da questa intuizione nacque il suo personale corpus di insegnamenti. All'inizio degli anni Novanta iniziò a tenere il corso "A Biodynamic View of Osteopathy in the Cranial Field", che, con il progressivo sviluppo della sua specifica metodologia, assunse il nome di "Biodynamics of Osteopathy".

Persona profondamente spirituale, si sentiva pienamente a casa nella natura ed era un appassionato pescatore ed escursionista.

Per ulteriori informazioni, visitare:
https://BiodynamicsOfOsteopathy.com

Vi è un vento che attraversa ogni cosa...
è il movimento della creazione,
il movimento eterno dell'Amore Divino.